# 病院に行くほどではない不調に医師がしたこと

小林弘幸

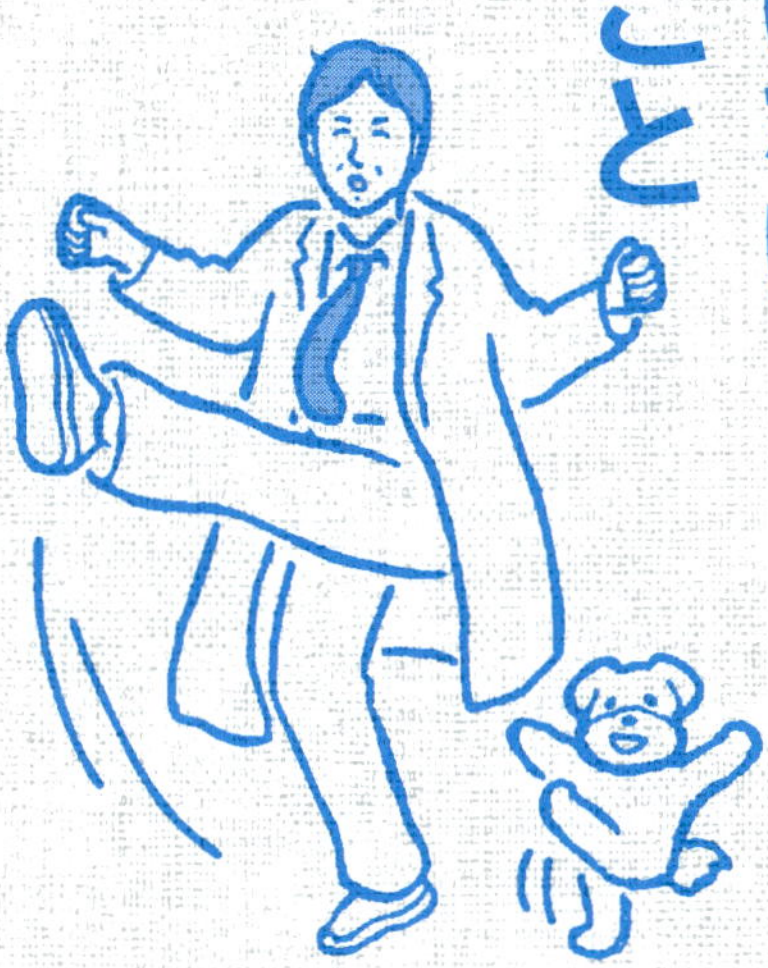

サンマーク出版

## 【未病《みびょう》】

未《ま》だ病気が発症しているわけではないが、
健康から遠ざかっている状態。
発病と健康の中間地点。
病院に行くほどではない不調が
続いている状況のこと。

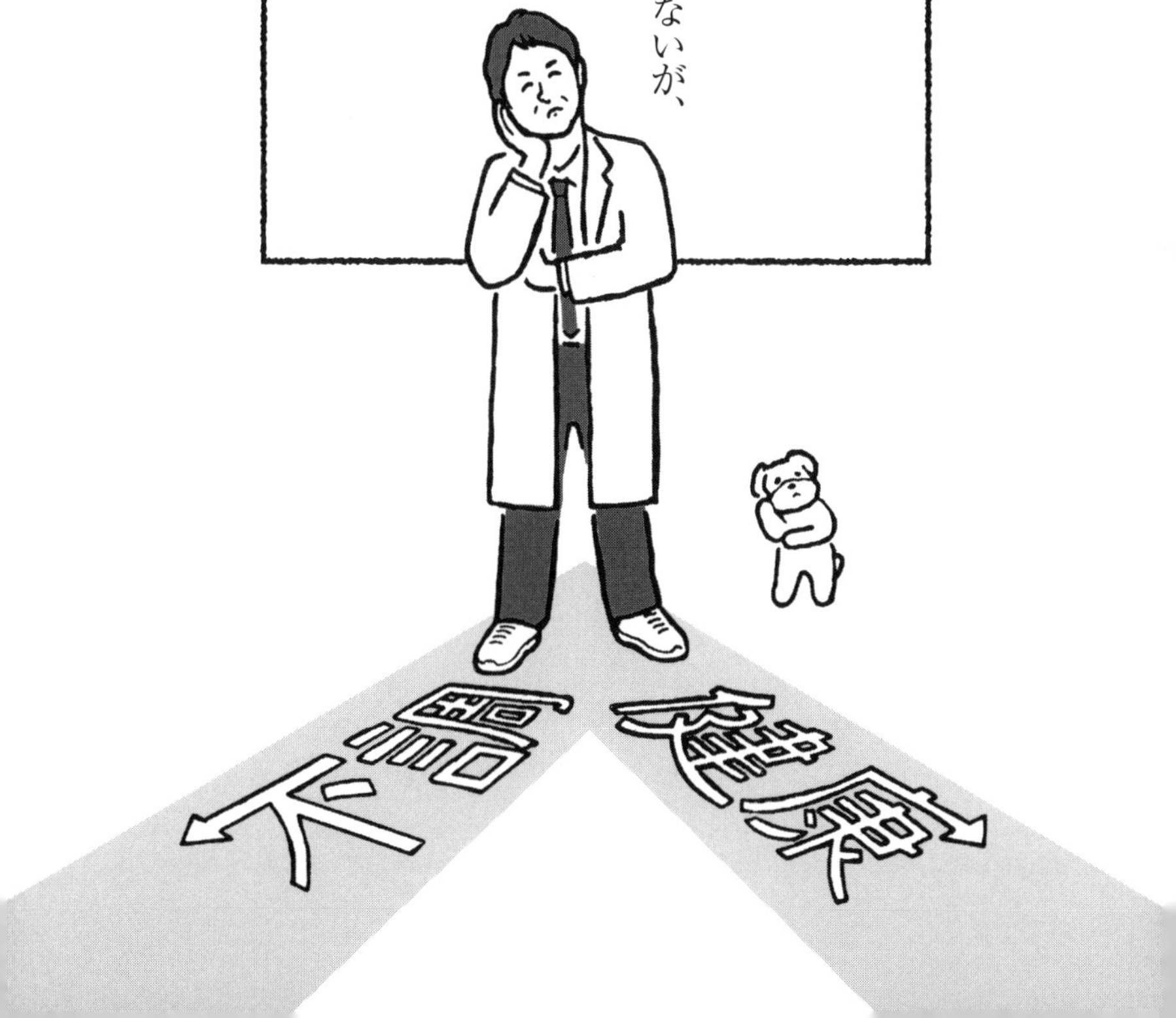

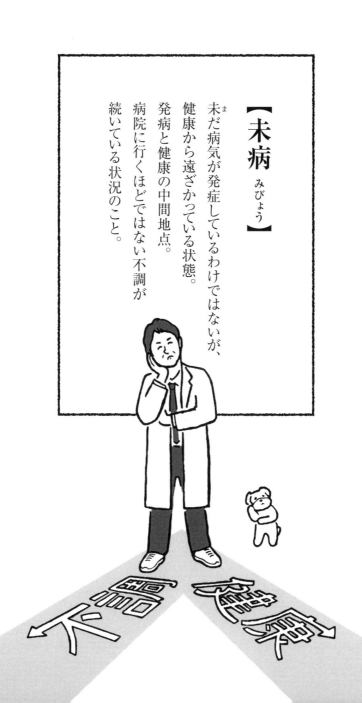

# はじめに

「医者の不養生」という言葉がある。

しかし、私にそれはまったく当てはまらない。

何を隠そう、私は大の検査好き。オタクの域と言ってもいい。

ちょっとでも不調があれば検査をして、ついでにと思い立って歯科検診まで受けてしまうのが私という人間なのです。

もちろん、毎年の健康診断も欠かさずに受けている。

60歳を超えても血液検査をはじめとするさまざまな項目で、いまだに要再検査になったことがないのが、私の数少ない誇れるポイントでしょう。

26歳で医師になってから外科医としてハードな日々を過ごし、年齢とともに任される仕事も増え、寝不足や疲れから「ちょっと調子が悪いな」と感じることは私にもたびたびありました。

２０１４年には食道に腫瘍が見つかりヒヤリとしましたが、切除後に良性であったと判明。このこと以外に大きく体調を崩すことなく年齢を重ね、学生時代から常に何かしらスポーツをしていた体育会系人間のため、体力にも自信がある。

しかも私は30歳ごろから自律神経の研究を始め、自律神経のバランスの乱れからくる体の不調がどれだけ日々のコンディションに影響するのかを熟知しています。

自律神経は、とくに変化が苦手。だからこそ、自分の体に不調の波が押し寄せてこないように自律神経のバランスを整える生活習慣を身につけ、言ってみれば、長年にわたって病気を遠ざける生活を心がけてきました。

50代まではその成果に満足もしていました。

と、こんなふうに書き出すと、健康自慢のように聞こえるでしょうか。

しかし、医者の不養生ではなく、医者の過信だったのかもしれません。**60歳を過ぎてからの数年間、私の健康神話は大きく崩れることとなりました。**

60歳を過ぎてからも、検査の数字だけを見れば、問題はなし。

だけど、なんだか調子が上がらない。

無理をしようと思えばできるけどその反動も大きいし、調子の悪さを誤魔化すのにも労力がいる。

**病気未満で診断のつかない、いわゆる未病と呼ばれる状態**が割と長く続きました。

検査をしても何も悪いところはない。だけど、本調子ではない。

人とは会っていたけれど、元気なときにくらべて口数は減り、呼吸も浅い。ときどきめまいが起こり、症状としては、私が専門とする自律神経失調症の典型と言ってもいい。

いつの間に、私の体はこんな状態になったんだ？

まるで自分の体が自分のものではないような感覚は恐ろしく、抱えるジレンマは相当なものでした。

未病と言われる〝病院に行くほどではない不調〟は案外厄介で、特効薬も病院で受けられる治療法もないため、自分でどうにかする以外にない。

**どれほど健康に気を遣っていても、何をきっかけに体調が転ぶかわからない。**

若いころと同じような習慣を続けていても、加齢のスピードに対応しきれないこともある。

そういうことが起こり得るのだと今は痛感しています。

そして、未病から抜け出すことの難しさもまた、身をもって知ることができました。

いろんな意見があると思うけれど、私自身は、今回の体調不良はコロナ禍の悪い流れに完全に乗ってしまったのだと思っています。

というのも、新型コロナウイルスの流行したその年に60歳を迎えたことが大きい。それまでは緩やかだった老いという流れが激流へと変化し、私の体調に強く影響を及ぼしたことは間違いないでしょう。

よく、会社勤めの方が定年退職を迎えた途端に体調やメンタルを崩すというニュースを耳にしますよね。

私の場合、60歳になるとともにコロナ禍が起きたことで、それまでの業務や人との関わり方が変化し、「プレ定年退職」を迎えたような状態を味わい、似たような症状が出たのかもしれないな、と今なら思います。

私はこれまで、自律神経と腸の専門家として、両者にいい健康習慣を長年自分でも続けてきています。

それでもなお、**「なんだか体の調子がおかしい」ということが起こるのが歳をとるということなのか！　と実感しました**。

不調が始まったのが60代からだったので、50代までには実践していなかった新たな試みにも取り組むようになりました。

実際試してみて、50代までと違い、60歳以降は試したことの結果が気分のよさや元気となって体に表れるまでに時間がかかりました。

不調というのは、一気によくなってほしいものだけど、残念ながら人の体は一気によくなることはありません。

一歩進んで二歩下がるという毎日をモヤモヤしながら過ごし、でも、ここでやめたら二歩後退したままこれからの人生を歩んでいかなきゃいけなくなるんだぞ、と自分を鼓舞し続けた3年間。

自分の体調がプラスになるようにと新習慣を淡々と続けてきました。

それが身を結び、一歩進んで一歩後退という日が続くようになり、気づくと、一歩進んで半歩後退の日も出てくるようになり、やがて、一歩前進して元気になっている自分にたどり着きました。

**取り組んだことの結果が出るまでに時間はかかるけれど、着実に成果が上がっていく喜びを味わえるのは一度不調を経験したことがある者の特権。**

とくに私のように60歳を過ぎた中年や高齢者に与えられた大きな喜びだと思

います。

そう言えるのは、私自身がトライ&エラーを繰り返しながら、不調の悪い流れを変えるための試みをたくさん重ね、今、とても元気になれたから。

あのモヤモヤとした日々が嘘のように、今は、毎日をニコニコとやる気に満ちた心持ちで過ごしています。

今、医者にかかっても「もう少し様子を見ましょう」「老化現象なので、仕方ないですね」「ストレスや疲労からくるものだと思います」などと言われ、打つ手のない未病で苦しんでいる人が多くいると思います。

同時に、病院で診てもらってもこれという診断をもらえないまま不調が長引き、大きな不安に押し潰されそうになっている方もいることでしょう。

その苦しさや不安から少しでも解放されるように。人生後半戦を笑顔で楽しめるように。

医師である私自身が経験した不調の沼と、そこから抜け出すために何をしてきたのかという事実をこの本に詰め込みました。

私が試したことを軸に、みなさんが自分に合った方法を見つけやすくなるようなアドバイスをたくさんお届けしたいと思っています。

多くの方のお役に立てればこれほど嬉しいことはありません。


**病は気からというのは、本当です**。

本書を読んだ方が、ちょっとでもやる気を取り戻し、自分で自分を元気にしてあげられますように。

順天堂大学医学部教授　小林弘幸

# 病院に行くほどではない不調に医師がしたこと　もくじ



## 序章　命に支障はないが、生活に支障が出る不調



## 1章　悪い流れから脱するために医師がしたこと



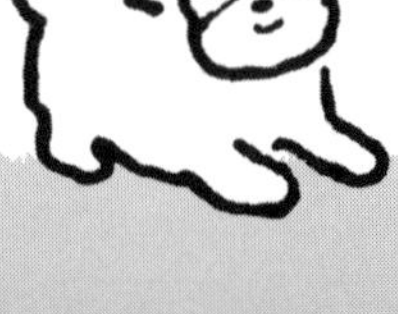

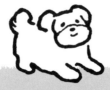

## 2章　病院に行くほどではない不調に医師がしたこと

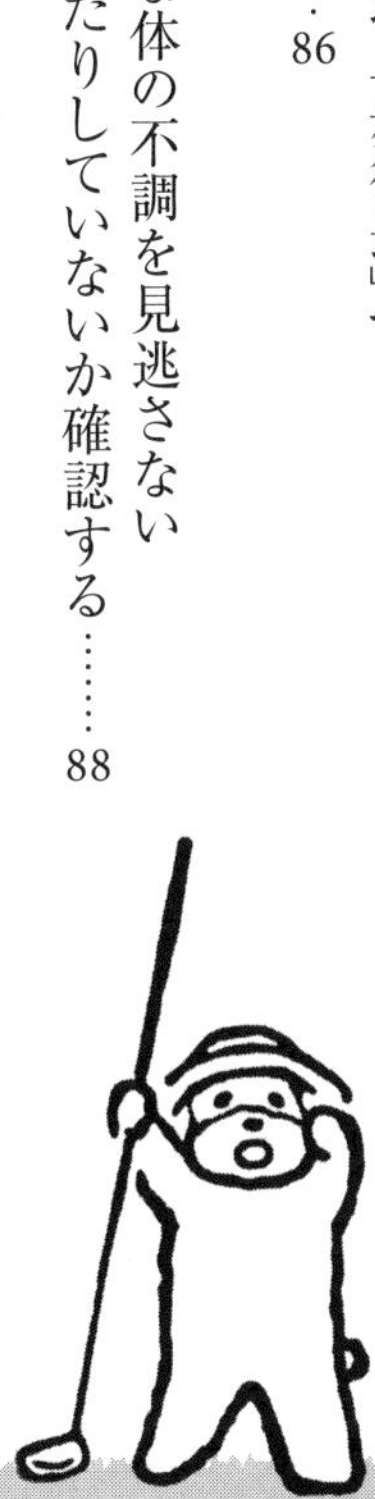

## 3章　老化による不調に医師がしたこと



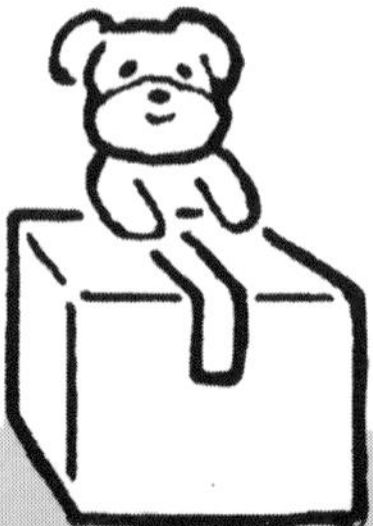

## 4章　人生後半戦を上機嫌で生きるために医師が始めたこと

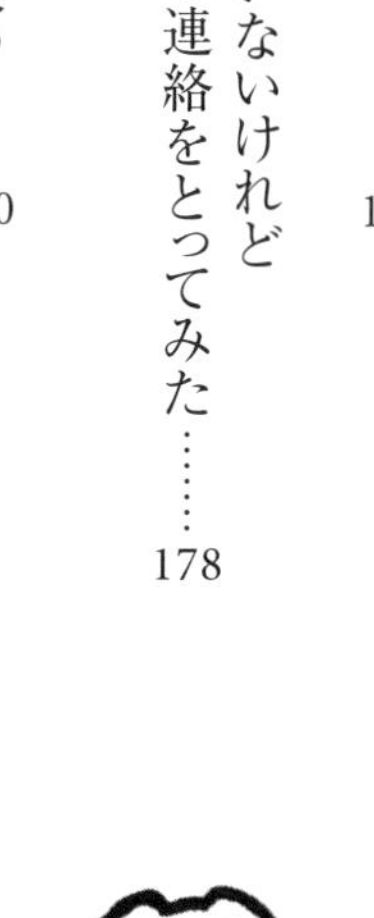

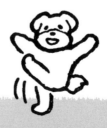

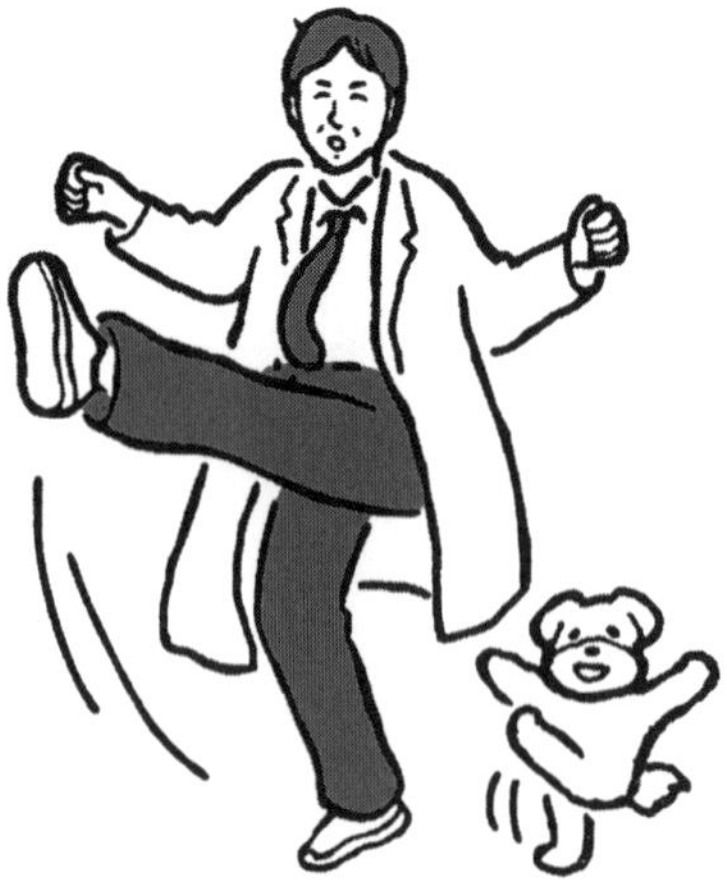

Staff
ブックデザイン ……bookwall
イラスト…………大嶋奈都子
校正 ……………ディクション
DTP ……………アルファヴィル
協力 ……………今富夕起　平井薫子
編集 ……………片山緑（サンマーク出版）

# 序章　命に支障はないが、生活に支障が出る不調

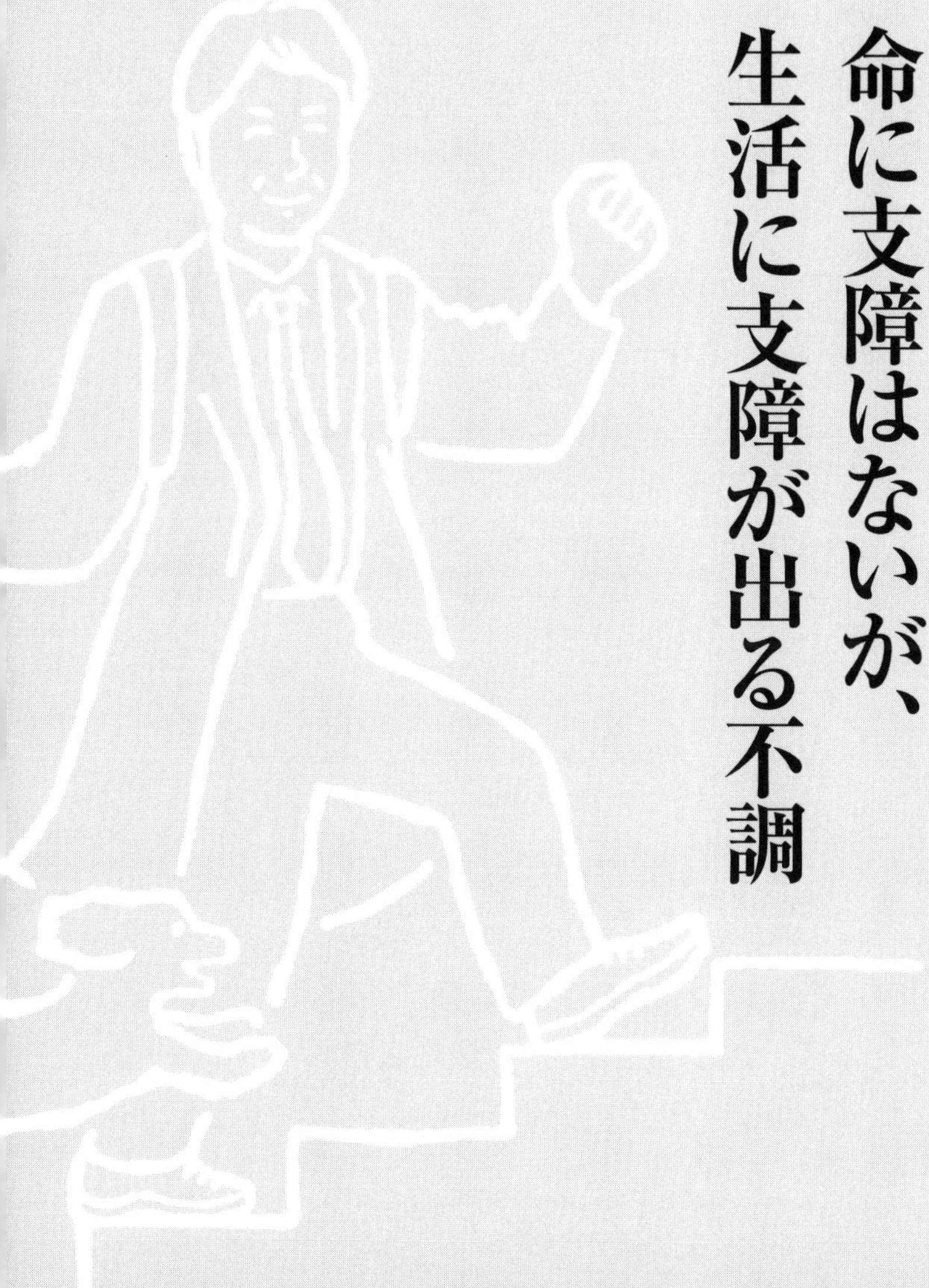

## 「小林、大丈夫か？」友人に心配される

「小林、大丈夫か？」

講演会の後、壇上に立つ私の姿を見ていた高校の同級生にそう声をかけられたのは、たしか、2023年の春ごろ。

いつもにくらべて覇気がない、滑舌もよくない。そんな私の姿を見て、何かあったのではないかと心配してのことだった。

「小林、大丈夫か？」

最初の「大丈夫か？」から2、3カ月後、出身高校で開催された私の講演会を見た別の友人にも声をかけられてしまった。

私の声の小ささやかすれに、いつもとは何かが違うと感じたらしいが、昔か

ら自分を知っている人に、嘘はつけないものなんですね。

ちなみに、私は２０２２年の年末に腕の腫瘍が悪化して手術を受けたのだけど、そのことを知ってか知らずか、年が明けて先輩の医師と順天堂医院の廊下ですれ違った際にも「小林君、大丈夫？」と声をかけられている。「大丈夫ですよ！」と明るく返事はしたけど、どんな小さなことでも手術をすれば本調子に戻るまでには時間を要するものだから、やはり、元気がないように見えたのだろう。

身近にいる人物で、「大丈夫？」と聞いてこなかったのが私の妻。同じ家に暮らしていて、私の調子が上がらないことには早々に気がついていたはず。ただ、妻も医師なので、私の性格も考慮しながらあえて声をかけないようにしてくれていたのだと思う。妻がどんなアドバイスをしたところで、それは私自身がよくわかっていることだから。

複数の人から「大丈夫?」と声をかけられた当時は、62年生きてきて初めて感じた不調の底から浮上するために努力を重ねていた時期と重なっていた。

正直に言えば、「他人の目には今の自分は元気がないように見えるんだ」と思うと、少なからずショックはあった。

でも、そのときに思ったことは、**みんな60歳を過ぎてきたからこそ、他人の健康が気になるようになっているんだな**、ということ。

50代のときなら、同じように声がかすれていても、「何? 昨日飲みすぎたの?」と笑いながら聞かれていたはず。それが60代になると、「大丈夫?」になってしまう。

少しの変化が、体調不良に捉えられる、そういう年代に足を踏み入れたんだなとしみじみと感じる出来事でもあった。

今や日本人の2人に1人がかかると言われ、死因の1位でもあるがんは、発症する部位のほとんどにおいて、60代以降に罹患率が高くなります。

日本人の死因第2位の心疾患も、男性は60代以降、女性は70代以降に罹患率が上がります。ほかに、高血圧、糖尿病などいわゆる生活習慣病と呼ばれるものなども65歳以降になると患者数が急激に増えていきます。

あらゆる病気のデータを見ても、60歳や65歳といった年齢を境に、発症率が上がることはあきらかです。

「なんだか体の調子がおかしい」けれど、診断名のつかない未病。

「あきらかに体の調子がおかしい」ために、診断名のついた病気。

両者はまったく別物のようでいて、実は、同じ道の上にあるのだと私は思っています。

**未病のうちに体調の変化に気づき、今の状態より少しでもよくしようと試みなければ、その先にある病気の道へと足を踏み入れることになる。**

なんとなく調子が悪い日が続いている状態を野球にたとえるなら、自分がピッチャーとしてマウンドに立つたびに満塁になる。けれど、どうにか失点はせずにギリギリのところで踏ん張っているようなもの。

でも、毎回ギリギリの状態なので、小さなエラーが一つでもあればこのバランスは崩れ、大量失点をしてしまう可能性があるわけです。

当時の私も、ピンチのシーンはいっぱい訪れるけれど、失点にならず、悪いけど悪いなりにいいピッチングをしてエラーは出さないでいる状態だった。

この先の健康を守るためには、ここが踏ん張りどころ。そんな感覚を持ちながら、日常というマウンドに立ち続けていた。

私はかねがね、**平均寿命と健康寿命の間にある10年前後の期間を縮めたい、できることならなくしたい**と考えています。

健康寿命というのは、日常生活に制限がなく、自分の身の回りのことは自分でできる期間のこと。

つまり、平均寿命との間にあるおよそ10年間は、多くの人が人生の最後を病気や怪我などを理由に日常生活で何かしらの制限を受けながら過ごしている。あるいは、寝たきりの状態で過ごしているのです。

ありきたりの言葉だけど、人生は一度きり。**最後の瞬間まで自分らしく生きるためには、自分の意思を伝えられるくらいの元気を残しておかなくてはいけません。**

人生100年時代と言われる現代で、60歳ならあと40年、元気を残しながら歩んでいきたいというのが私の偽らざる想い。

60歳を過ぎて体調の底を経験し、そこから這い上がるために新たに自分の習慣として取り入れたことがたくさんあります。

その結果、「なんだか調子がよくないな」という状態から引き返し、毎日がワクワクして健康に不安がないところまで戻ることができたのです。

# 未病が大病に変わる前にやれることはたくさんある

コロナ禍が起こった年に60歳を迎え、なんとなく気分がすぐれない、集中力が続かない、時折めまいが起こるなど、自律神経失調症と重なる症状を私自身が経験しました。

仕事の多忙さで言えば、コロナ前もコロナ禍のさなかも変わりはなかったのに、コロナという見えない敵を相手にした防戦一方の戦いの中で、自分でも気づかぬうちに、自分自身のことを後回しにしてしまったことが一番よくなかったと今は感じています。

ふいに襲ってくるめまいも、その場に立っていられないほどひどくはなく、集中できない時間があるとはいえ、やらなければならないことはきちんとこなせる。

病院にかかるほどでもない不調は命に別条があるわけではなく、仕事も生活も回していけるので、たいしたことではないと思ってしまいがち。

でも、**放置してしまうと、心身の不調は悪い流れに乗って、何かにつまずいた途端、流れの速さはどんどん加速していき、やがて大病へと変わるきっかけを与えかねません**。


**未病が大病へと変わる前に、自分でやれることはたくさんあります**。

これは、私自身がこの3年間で感じたことでもあるし、実際に、体調を回復させるために取り組んだ私の記録でもあります。

試行錯誤して、自分には合わないと判断して早々にやめた健康法もたくさんありました。

小さな不調を小さいうちに解消するためのあなたに合った方法が見つかりますように。

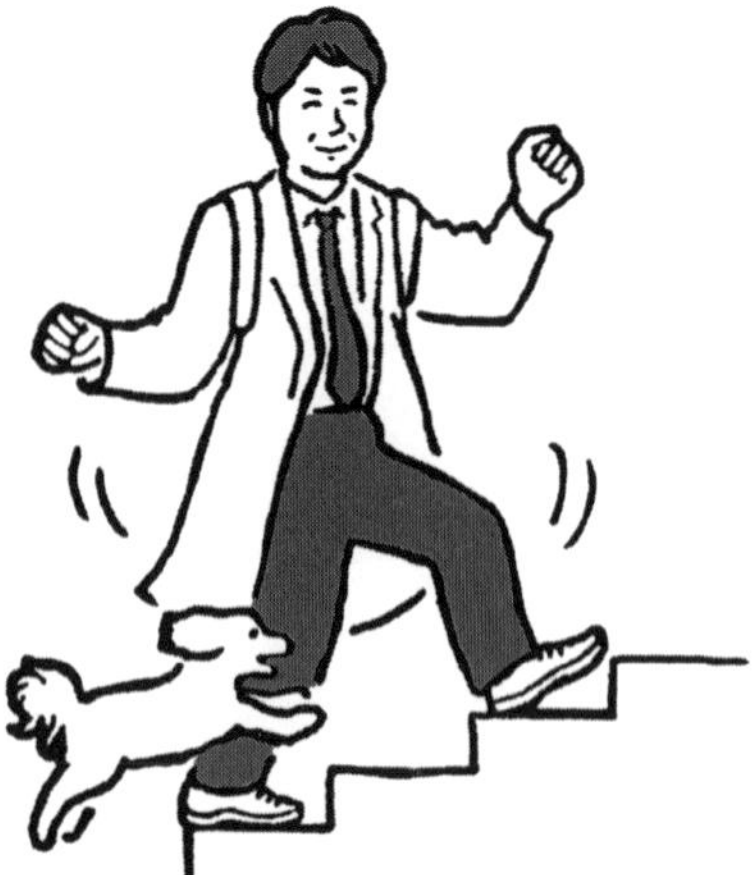

# 1章 悪い流れから脱するために医師がしたこと

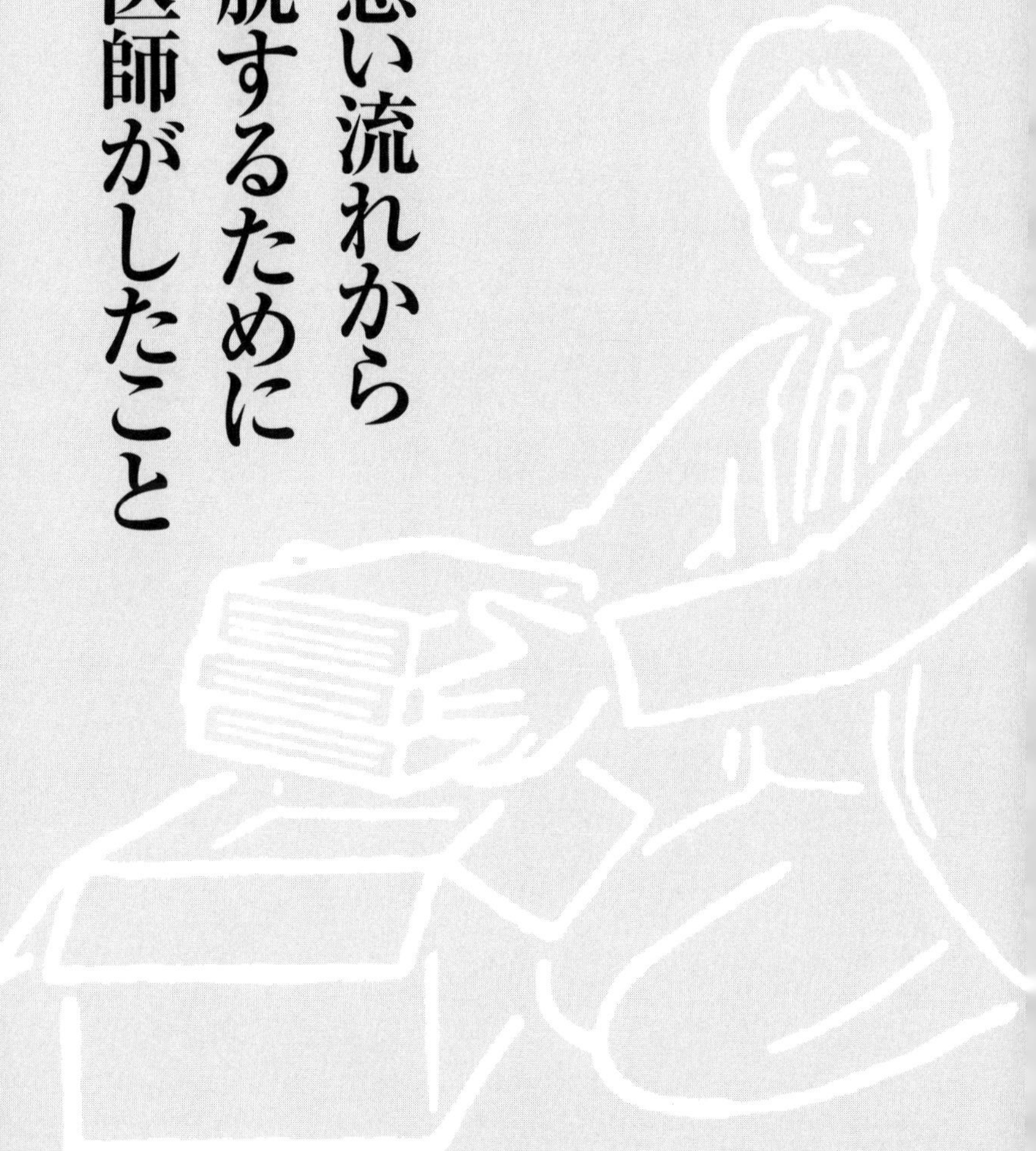

# 何かわからないけど何かが、おかしい

私は外来で診察するとき、一通り診察をして説明を終えると、「あと何か気になっていることはありませんか？」と患者さんに聞くようにしています。

すると、「実は最近、よく眠れなくて」とか「喉に何か引っかかるような感じが気になっていて」など、診察にきた本来の目的よりも饒舌に、日ごろから気になっていた悩みを伝えてくださる方が本当に多い。

受診する理由にはならないけど、でも、ずっと気になっているちょっとした不調を抱えている人がたくさんいることの証しですね。

病院に行くほどではない不調は、年代に関係なくあるけれど、やはり、**「何かわからないけど、何かがおかしい」という病気未満の未病の状態は、年齢を重**

**ねるほどに増え、深刻度を増していきます。**

私が最初に名前のつかない不調に悩まされたのは、40代のはじめごろです。20代は、医師になりたてで超がつくほどハードな日々もありましたが、若さで乗り切れた。

ところが、40代になると勢いで乗り切ることができなくなって気分が落ち込む日が増え、とうとう、日曜日の夕方、明日からまた仕事だと思うと気分が塞ぎ込む、おそらく「サザエさん症候群」と呼ばれるものに近い状態に陥ってしまったのです。

そんなことは、医師になってから初めてでした。

この経験が自律神経についてより深く知ろうと思うきっかけともなり、以来、自律神経のトータルパワーを高い位置で保てるような生活習慣を実践してきました。しかし、それでも、年齢には打ち勝てない不調があることを、60歳を過ぎて知ったのです。

人生は死ぬまで勉強だとはよく言ったもので、本当にその通り。**知識としてわかっていたことも実際に自分の体で感じると、また違う世界の扉が開かれる**。それを面白いと感じられる心がある限り、私自身は元気でいられるような気がしています。

60代を迎えて、なんとなく調子が上がらない日が増える、ウィークポイントである腰（大学時代にラグビーで負った大怪我の後遺症がある）の不調を感じる頻度が上がる。この変化だけでも日常の快適さは損なわれるし、トータルで見れば、不調を感じている日が格段に増えている状況です。

その証拠に、私が長年続けている6点方式の健康チェック（136ページ参照）でも、60歳を過ぎてから2点や3点の日が増えました。

歳だから仕方ない。

老化現象だから、誰でもそうなる。

それは、その通り。その通りだけど、そこで納得はしたくありません。

**年齢のせいにして、不調を抱えている自分が通常モードになってしまえば、この先の人生をずっと不調のまま生きていかなくてはなりません。**

体の不調は不快な感情を連れてきますし、不快な感情に支配されている状態ではやる気も出ません。すると行動力も落ちて、老化という川の流れは加速度的に速くなってしまいます。

**自分の中のやる気を引き出すためには、その元凶となっている不調を解消すること**。

ここが、老いへの道を突き進むのか、少しでも引き返して自分らしく年齢を重ねていくかの分かれ道だと思います。

私はまず、老いへの道を引き返し、老化という川の流れから抜け出すことにしました。

# 青空を見て美しいと感じられなくなった

コロナ禍での運動不足を解消しようと、朝に散歩をしていた時期がある。

その日は、いつもと同じように外に出て歩き出し、おそらく、天気でもチェックしようと空を見上げたのでしょう。頭上には、朝の澄んだ空気特有の清々しく美しい空が広がっていました。

そして、少し歩き出してから、あの美しい空を見ても何も感じない自分に気がつき、愕然とした。

今振り返ると、当時はすでに体調が下り坂に差しかかっていて、体調に関わるモヤモヤとした思いに心が支配されていたのだろう。

**美しいものを美しいと感じられなかったとき、人は疲れているか、何かしらの不調を心か体に抱えているの**だと思います。

美しいものが目の前にあるのに、それが目に留まらない。見ているのに素通りしてしまう。好きな音楽や写真など、何を見ても聞いても感動しなくなることがある。私はそれを自分から発せられる信号だと受け止めています。心身のどこかに不調が潜んでいるはずです。

私は数年前にインスタグラムをスタートしました。

空の青さや木々の心地よさなど、それまで私が心地いいと感じていたものに自分の心が動かなくなっていることに気づいたからです。

**何を見ても感動していた若いころとは違い、経験を重ねた今では、心が動くことが極端に減っている。**このままではワクワクする心が萎んでいってしまう。

インスタグラムに美しいと感じた風景の写真を投稿しようと決めると、被写体となるものを探すようになりました。すると、今まで当たり前だった景色の一つひとつにピントが合うようになり、「ここから見る夕日はこんなにきれいだったんだ」などいろんなことに気づかされます。

インスタグラムは、私の心のリハビリなのです。

# いい流れと悪い流れがある

青空を見上げて、「あぁ、気持ちがいいな」と笑顔になれる。そんなときは、いい流れに身を置いているのだと思います。

反対に、悪い流れに乗っているときは、空を見上げることすらしない。たとえ空が視界に入っても一瞬のことで、すぐに目を伏せてしまうことでしょう。

こんなふうに、**いい流れにいるときと悪い流れにいるときとでは、同じ風景でもまったく違って見えるし、受け止め方まで１８０度変わってしまうもの。**

いい流れにいるときは、未来思考で「明日はこれをやろう」とか「暖かくなったら旅行に行こうかな」など、やりたいことが自然と出てくるし、やろうと思っていることをやれる実行力もあります。

ところが悪い流れにいると、思考が凝り固まってどんどん内向きになり、何をするのも面倒に思えたり、やりたいことがあっても「どうせすぐ飽きるだろうし」などと、やる前から否定的に考えてしまったり……。そんなときは、視線は下を向き、背中も丸まっているものです。

悪い流れの厄介な点は、自分が悪い流れに乗っかっているという事実に、ある程度まで流されてからでないと気がつけないところ。

私もここ数年、年単位で悪い流れに乗ってしまい、ずいぶんと下流まで流されたような感覚があります。

悪い流れでうまくいっていない自分に気がついたら、とにかく、**いい流れに乗ってうまくいっているときの自分に戻ろうと足掻《あが》き、いい流れに乗った自分を夢に描きながら、とにかく前進する**に限ります。

足掻くことでしか、悪い流れからは降りられないということに、健康な心と体を取り戻した今だからこそ、気づけます。

# 病名のつかない不調のうちに悪い流れから降りる

私がこの数年で感じた不調は、頻繁ではないけれどめまいがあったり、眼瞼《がんけん》痙攣《けいれん》でまぶたがピクピクしたり、光の刺激が強いと目を開けていられなかったり、というもの。

それから、長く続いたマスク生活の影響で声が出しにくくなり、カラオケがとんでもなく下手になってしまった！

自慢じゃないけど歌には自信があるから、本音を言うと、これが一番ショックだったかもしれない（笑）。

ここに挙げた私の不調は、人によってはとるに足らない程度のもので、「なんだ、たいしたことないじゃない」と思うかもしれない。

たしかに、病名のつく不調でもなければ、入院を必要とする病気でもないし、命に関わるような不調でもない。

でも、以前の私にはなかったことで、本人にとっては一大事。

考えてみれば**未病と呼ばれるものは個人の感覚がすべてで、他人にはなかなか理解してもらえないことが辛さを助長しているのかもしれない。**

ともかく、不調に病名がつかないうちに悪い流れから降りなければならない。

小さな不調を見逃さないこと、放置しないこと、なるべく早めに手を打つこと、これが大切。


映画『LA LA LAND』をご存じでしょうか。女優を目指す女性が実際に歩んだ道と、過去に選ばなかった道を映像化した作品ですが、現実では、過去に選ばなかった道を想像することはできても、その時点には絶対に戻れない。

だからこそ、人は後悔のないような選択をして、その選択を未来へとつなげていかなくてはならないんですよね。

言い換えれば、この先の未来は、すべて自分の手の中にある。

だからこそ私は、**小さな不調に気づいたら、「もう、歳だから」なんておとな**

**しく納得せずに、他人から悪足掻きと指摘されてもいいから足掻く。**

一度悪い流れに乗ってしまうと、すべてがうまくいかないような気がしてきて、自分で道を作っていけることをつい忘れてしまいそうになりますよね。

私自身、不調を感じていたときは、「あれをしたい」とか「〇〇へ行こう」という楽しい気持ちを持つことがなかなかできませんでした。

それに人というのは、往々にして悪いことばかりに目が向きがちで、楽しいことやいいことがいくつもあったはずなのに、悪いことが一つでもあると、そのことばかりに気をとられてしまう生き物。

ちょっと体の調子が悪いと、「あぁ、腰が痛い」「だるくて横になりたい」という考えばかりに支配されてしまい、「買い物に行こう」とか「友達に電話しよう」というポジティブな思考がかき消されてしまいます。

**調子が悪いのは事実としてあって、それは認める。**
**でも、調子が悪いことをすべての言い訳にすることはやめる。**

そんな発想もまた、悪い流れから降りるきっかけを作ってくれます。

不調から脱するために足掻き続けていると、ある日、できなくなっていたことが再びできるようになっていることに気づきます。

失ったと思っていたものが、戻ってくる喜び。

できなかったことが、またできるようになる喜び。

今まで感じなかったこの新しい喜びを感じることができ、それが日々をワクワクと過ごすための大きなモチベーションになりました。

**好調なときがあったから、今の不調に気づける**。

実はそれはとても大切なことで、不調に気づくことが生活習慣を見直して軌道修正していくチャンスになると、体験したからこそわかるようになったのです。

# いい流れに乗るか、悪い流れに乗るかが人生の分岐点になる

世の中の悪い流れというのはとても厄介。

コロナ禍による不調も然り。その渦中にいるときは、なかなか気づきにくいもの。

たとえばコロナ禍なら、みんながマスクをするのが当たり前でしたよね。マスクをしていても人がたくさんいる場所で話すときは小声で、大口を開けて笑いでもしようものなら周囲から厳しい視線が飛んでくる。そんなことが当たり前になっていたと思うんです。

自分一人だけが我慢しているわけじゃないから、まぁ仕方がないよねと頭では納得していても、心や体はそうじゃない。

動かない、人に会わない、笑わない。

そんな日々の中で薄皮を一枚一枚剥ぐように、痛みを感じることもないままに元気ややる気が削がれていき、世の中がようやく明るくなってきたときに初めて、以前のような覇気が失われていることに気がつく。

そういう人が大半だったんではないかと思う。


**自律神経は、いつもと変わらぬ日常の中で、日々同じようなリズムを刻むことを好みます**。

しかし、コロナ禍では生活が一変しました。

自律神経は目に見えないものだから、自覚するのはとても難しい。

そのため、多くの人が自律神経のバランスを崩し、そのバランスを整える機会を逸したままアフターコロナを迎え、いわゆる未病と呼ばれる〝診断のつかない不調〟に悩まされているのが今の世の中なのだと思います。

コロナ禍というのは、世の中全体で共有できる悪い流れの代表みたいなものでしたが、日常においても、それぞれが感じる小さな悪い流れというのが誰にでもあるのではないかと思います。

自分自身のことだけではなく、身内の病気や介護など心配事があれば、いつも通り元気に毎日を過ごすことが難しくなる。

もちろん、自分自身のことで、食欲がないとか、脚が痛いとか、体のどこかに不調が表れたことをきっかけに気持ちが落ち込んだり、反対に怒りっぽくなったりして、日常がうまくいかないような感覚を持つことがきっと誰にでもあるでしょう。

しかし、**「あれ、最近なんだかちょっとおかしいな」という感覚をキャッチしたときに何も手を打たないでいると、自律神経のバランスはどんどん崩れていってしまう**。

瞬間湯沸かし器のようにカッとなると交感神経がグンと跳ね上がり、元のバランスに戻るまでに3〜4時間はかかる。

となると、コロナ禍の場合のように何日も何カ月も何年もかけてバランスが崩れた自律神経を整えるのには、それ相応の期間がかかるのも当然です。

長年、自律神経を研究してきた私個人としては、3年も受け続けたコロナ禍のダメージを回復するには、倍の時間の6年くらいかかるのではないかと思っています。

20代の若者ならリカバリー力が強く、とくに何もしなくても自律神経のバランスは数時間から数日で元に戻る人が多い。

しかし、40代以降は、そうはいかない。

コンディションを常に気にしている私自身も気づけず、悪い流れに乗ってしまい、回復するのに時間を要しました。

この実体験から得た教訓は、**「人生の悪い流れに気づいたら、すぐに行動する」ことの大切さ**。

「あれ？　なんだかおかしいな」と感じたときが分岐点なのです。そのときに流れを変えるための行動ができるかどうかが、この先の人生を左右するのだと思っています。

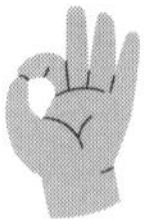

## 私はこうして元気になった 1

# 不調を感じているときほどうまくいっていたときの自分と同じ考え・行動をとってみる

本調子でないときは、親しい人からの食事や趣味など自分の好きなことの誘いでさえ億劫に感じてしまうもの。

外出すること以前に、身支度を整えるのも面倒で、ついつい家に一人でいることを選んでしまう。私自身がそうなのですが、思い当たる節のある人も結構いるのではないでしょうか。

私が不調を感じ始めていたときは、ほぼ会食を断っていました。無理に行く必要もない、と感じていたからなのですが、それでもなかなか不調から回復しませんでした。

そこで変えたのが、**体調がいいときの自分と同じ選択と行動をとる、ということ**。

ワクワクしない誘いにまで乗る必要はないが、自分がもし絶好調ならどうするかを判断基準にしたのです。もし、元気な自分なら参加しただろうなと思うなら、調子がいいときの自分のように、誘いに乗るほうを選択する。

とはいえ、帰宅後にぐったり疲れてしまうことだってあります。

でもそれは、けっして悲観的なことではなく、行動したからこそ今の自分の体力を知ることができたのです。これをきっかけに、**「次に誘われたときのために、もうちょっと体力をつけよう」**なんて考えられたら、すでに、流れを自分で変え始めることができているでしょう。

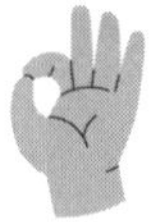

私はこうして元気になった

2

# 心と体にいいと言われることはとりあえずやってみて合わなかったら即行でやめる自分に合う健康法を見つける

年齢を重ねると、新しいことを始めるのは簡単ではありませんよね。

その感覚は私の中にも存在しているので気持ちはわかります。

一方で、行動することで流れを変えられることも、これまでの経験から身に沁《し》みてわかっています。

だから、**悪い流れから降りたいときや、自分自身の気持ちを高めたいときに**

**は、私はあえて新しいことを始める**ようにしています。

そのときに邪魔になるのが、「よし！　やるぞ！」という気合い。

意外に思われたでしょうか？

でも、「これを絶対に1カ月続けるぞ」という自分に課したルールは、ときに、自分にダメージを与える存在になりかねないのです。

やると決めたところで、体調のすぐれない日、気分の乗らない日、スケジュールになかった急な予定が入った、悪天候など、やる気を削ぐようなアクシデントは往々にしてあるもの。そうなると、〝やると決めたのにできない自分〟がストレスとなって襲いかかってきます。

科学的なことは再現性があるものですが、世の中に溢れている健康にいいと言われることのすべてが自分に効果があるとは限らないもの。

自分に合わないものを嫌々続けても、心身にいいはずがない。

人生の後半戦、心身ともに健康でいられる時間はとにかく貴重。

**合わない、できないと思ったことにはさっさと見切りをつける**に限ります。

とにかく、最初から無理な設定で自分を縛り付けないこと。

かくいう私も、健康にいいとされる散歩を試してみて、即行でやめたくち。もともと早起きですが、さらに早く朝4時半に起きて、近所を散歩してみたことがあります。最初は清々しく調子がいいなと思っていたけど、数日続けるうちに、午前中に極度の眠気に襲われることに気づきました。これでは仕事に支障が出るし、私の場合は、早朝の散歩でコンディションを整えることは難しいのだと悟り、すぐにやめました。

**新しいことを始めるときに必要なのは気合いではなく、気軽な気持ち**。「とりあえず、やってみよう」くらいのほどほどの意気込みがちょうどいいのです。

数年前からブームのサウナも、私は「あんなに熱苦しいところにいるのが健康にいいのか」と懐疑的で、それまで食わず嫌いをしていました。

しかし、サウナ好きの友人の強すぎる勧めで「まぁ、だまされたと思って1回入ってみるか」と試したところ、その1回でサウナへの印象がガラリと変わり、以来、サウナに入るのがすっかり習慣になりました。

今では、毎朝ジムでサウナに入るのが日課です。でも、サウナでもけっして無理はしません。7分程度サウナ室に入り、水シャワーを浴びる。これを2～3回繰り返しています。サウナ好きの人は水風呂を好むようですが、私には少し冷たすぎるように感じるので水シャワーにしています。散歩は合わなかったけれど、サウナは私にとって体調を上向きにする習慣となりました。

この一件があって、やはり何事も**いいと言われていることはイメージだけで決めつけずに、否定するにしても1回は試してからにしよう**と心に決めています。

自分が気に入ったものは自然と習慣になっていくものだから、なんでも気軽にトライする心持ちだけはなくさずにいたいものです。

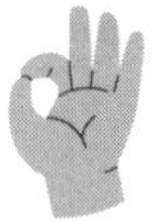

私はこうして元気になった

## 3

# すべては出だしで決まる「おはよう」「うおー！」「朝だ！」短い単語ならなんでもＯＫ 朝一番にハツラツと大きな声を出す

何をするにも億劫な気持ちの中にいるとき、それでも一日を活動的に過ごさなければならない日がある。

そのために私は、朝の過ごし方をとても大切にしています。

今まで私が自律神経や腸にいい習慣術としてお伝えしてきた「寝起きにコップ１杯の水を飲む」ことや「朝食を欠かさずに食べる」ことなどもぜひ続けて

いただきたいのですが、40代を過ぎたら、そして、悪い流れから降りようとしているときは、自分に発破をかける意味でも、朝イチで大きな声を出すことが案外重要だなと思うようになりました。

きっかけとなったのは、講演会です。

悪い流れに乗ってしまっていたころは、自分でも無意識のうちに声のトーンが小さくなっていたようで、高校時代の友人からは「どうした小林、元気がないじゃない」なんて言われてしまうほどでした。

私の講演会は笑いが絶えないのがスタンダードなのに、当時を振り返ってみると、会場の笑い声や熱気みたいなものも少なかったように思います。

最近になってかつての調子を取り戻してからは、会場の笑いの量も熱気もあきらかに以前のものに戻りました。

悪い流れのときといい流れのとき、何が違ったのか。

会場の雰囲気を決めるのも、私自身の調子をさらによくするのも、**すべては最初の挨拶、第一声が決めている**ということに気づきました。いわゆる〝つかみ〟というやつで、最初に大きな声が出ると聴衆の心をぐっと引き寄せられるし、自分の背中をポンと押して気合いを入れることができるのです。

最近の私は、朝起きたら窓を開けて、一歩外に出て朝の空気を全身に浴びて、まずは大きく伸びをする。

そして、「おはよう」でも「うぉー」でも「頑張るぞー」でもポジティブな言葉ならなんでもいいので、恥ずかしがらずに大きな声で言う。

私は、毎朝5時に起きていて、妻とは起床時間も違うので、もちろん一人でこの習慣をやっています。

この朝イチ大声健康法を自分でやってみて気づいたのは、短い言葉であればあるほどいいということ。

リズムよくお腹からポンと斜め上に向かって声を出す。

このとき、**短い単語であればあるほど発声がうまくいき、気持ちよさを感じられる**のだ。

続けていくと、自分から出た大声に背中を押されるように、天気が悪い日や気分が乗らない日も、その日一日を元気に過ごせるようになってきました。

**朝の声の調子で、その日の自分がわかる**というメリットもあります。

「今日は腹からいい声が出たな」と思えば、さらにやる気が湧いてきます。

「今日はなんだか喉に引っかかるような声の出方だな」と思えば、少し自分を労ったり、元気にするための行動を一日の中でプラスアルファで追加したりするなど、心がけるようになってきました。

朝イチ大声健康法は、60代以降に新たに加わった、自分で自分の体調を知るバロメーターになりました。これからも続けていくつもりです。

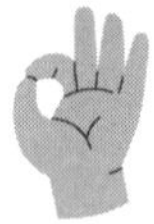

私はこうして元気になった

# 4

# 私の徳の積み方は月初に神社に行き神様に100円を渡して頭を下げること

とにかく今、動くのも面倒だという人は、近所の神社に行くのがおすすめ。

私も少なくとも必ず月1回、なるべく第1週に神社に足を運ぶようにしている。

神社は私にとって、思い立ったときに一人で気兼ねなく行けて、誰とも顔を合わさずにすむのに、行くと心がスッキリするお気に入りの場所。

お賽銭はいつも１００円。

１００円玉１枚でこんなに気分がよくなる、こんなにコスパがいい場所はほかにはないと思っています。

神社というのは、気の流れのいい場所に建てられていることが多く、緑も豊かだし、そこにいるだけで気分が晴れやかになる。

わざわざ深呼吸をしなくても、**大きく育った木々を見上げるだけで呼吸がしやすくなり、自律神経を整えてくれる**。

いつも行く神社には階段もあるから、いい運動にもなる。散歩が苦手な私でも気持ちよく歩ける。

神社へは、月の頭に行き、健康を祈るのではなく、**「先月はこんなことを頑張りましたよ。今月はこんなふうにしようと思っています」**など報告や自分との約束事をお伝えしています。

そして最後に「今月もまたよろしくお願いします」と頭を下げて帰ってきます。たったこれだけのことなのに、なんだかとてもいいことをした気分にもなれるし、心身の強張りがスッと抜けて軽やかになれるから不思議です。

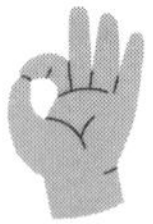

私はこうして元気になった
# 5

# 自分自身の努力だけではどうにもならないこともある　心の拠り所を持てば淀んだ心もカラリとなる

けっして信心深い人間ではないけれど、人の力ではどうにもできない、神の領域というものを私は信じています。

それは、外科手術であったり、自分の歩んできた道だったり、いろいろな場面で神の導きとしか思えない経験を重ねてきたからであり、また、年齢を重ねたことで心の拠り所となる存在の大きさを年々強く感じるようになっているから。

正直、医者ができることには限りがあって、同じような病態で同じように手術をしても、その先の結果が異なることもある。医者が手を尽くした後の経過は、神の領域であるとしか言いようがないこともある。

西洋医学はとても優れた学問であり、多くの人を救うことができるけれど、実際、医者にできることは7～8割程度。

どれだけ最高の医療を尽くしても、そこから回復に向かうか、残念ながら病気から救えずに天命をまっとうするかは、たとえ医者でも踏み込むことのできない領域なのだと感じています。

人事を尽くして天命を待つ。まさにこの心境で、私は神社へと足を運ぶ。**自分にできることは精一杯するという覚悟と感謝を伝えに行く**のです。

毎月1回は近所の神社へ。年に1回は伊勢神宮に参拝してお神札《ふだ》をいただいてきます。神棚までは用意していないけれど、オフィスの机の横の一段高い場所にお神札を祀り、人命を助けたいという初心を忘れないようにしています。

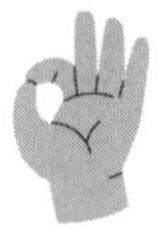

## 私はこうして元気になった 6

# 疲れたときこそ たくさん人の集まる場所に行き 新しい流れ、いい流れの パワーをもらう

イライラが周囲の人に伝わることからもわかるように、自律神経の好不調は伝染するもの。だから、**エネルギーが少ないときに一人でいると、いつまで経ってもエネルギーがチャージされません。**

裏を返せば、いい気の集まる場所へ行くと自律神経は安定し、家でダラダラと過ごすよりも早く元気になれることがあります。

私のお気に入りスポットは、銀座。

人がたくさんいる渋谷に行くほどの元気がないときでも、銀座は適度に人が集まっていて、繁華街だけれどそこまでエリアは広くなく、カップルや家族連れが笑顔で楽しんでいる様子を見ているだけでいいエネルギーを受け取ることができます。

同じように伊勢丹新宿店も私にとってときめきスポット。

デパートの最上階から全フロアをのんびり見て回りながら降りてくるだけでも元気になれるし、メンズ館では、私が普段着ないような若者向けのブランドが集まるフロアを見て、「こんな感じが流行っているのか」と知るだけで楽しいです。


疲れていて人が多すぎる場所には足が向かないなら、落ち着いた雰囲気のカフェに出かけるのもいいですし、映画館に行くのでもいい。

元気なときは、美術館や日本庭園、神社など心を穏やかにできる場所を選んでみたり、私も自分だけのパワースポットを増やしていっている最中です。

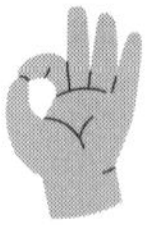

私はこうして元気になった

# 7

# 気分を一新するために ほぼ毎日身につけるものを 年に1回買い替えて 心をときめかせる

普段から身につけるものに関しては、1〜2年周期で買い替えて、新鮮な気持ちを受け取ることで気分を上げています。

私は、毎年4月ごろにＪＩＮＳで仕事用と運転用の眼鏡を2本まとめて買い替えています。

このとき、新しく購入するものは、あえて今まで使ったデザインや色と違うものを選ぶようにしています。

年が明けたころから、去年は黒縁にしたから今年は金属のフレームにしようかななどと店頭をチェックしながら考えるのも楽しいもの。

ＪＩＮＳやＺｏｆｆなどの眼鏡屋なら、２本買っても支払いは１万円台ですみ、１年間毎日使用するので十分すぎるほど元がとれる。気分も一新できるうえに、ちょっとしたイメチェンにもなる。前年まで使っていた２本も、何かあったときのために、１年間保管しておきます。計４本あれば安心ですしね。

靴や服など**毎日のように身につけるものも、定期的に買い替えることで心にときめきを与えてくれます**。この歳になるとときめく機会や新鮮さが減ってくる。だから安価な身につけるもので自分を定期的にリセットしています。

また、**よく使うものはカラフルな色を選択**しています。

私のスマホケースは黒いリュックの中でも目立つように真っ黄色。小物類を目立つ柄や色のものにチェンジすれば、バッグからサッと取り出せるので、探し物に費やすイライラ時間をぐっと短縮できて自律神経も整います。

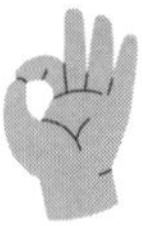

## 私はこうして元気になった 8

# 心が疲れたら、体を鍛えるように まずは形（入れ物）を整えてから 魂を入れると スムーズにいい流れに乗れる

しんどいときほど、体を動かすことで悪い流れから降りられるように、辛ければ辛いときほど、**メンタルを立て直すよりも前に、外側の入れ物から変えてしまう**。そんな解決方法もあります。とくに、私のような単純な人間は、まず形を整えてしまえば、魂は後からいくらでも入れられるのです。

50歳くらいのころ、仕事でもプライベートでも、いつでも気兼ねなく外側をリセットできるようにとの思いから、身につけるものは手ごろな価格のものを選ぶように意識的に変えました。

クローゼット内の断捨離を行い、一つのアイテムにつき何着あれば困らないだろうと冷静に考え、たとえば、ワイシャツなら10枚、しかも白色だけを持つようにしようと決めました。

限られた枚数をローテーションで使っていると、1年後にはほどよくくたびれてくるので、そこでまとめて買い替える。手ごろな価格のワイシャツでも、10枚を一気に買い替えるととても気分が上がり、新しいシャツに袖を通すたびに心地よさを味わえる。

すると、私は単純にできていますから、**気分もリセットされて、なんだかこの先いいことがありそうな気がして、自然と気持ちが前向きになっていく**のです。

いいものを長く持つことも美徳ですが、ただ持っているだけでタンスの肥やしとなってはいないでしょうか。日常は動くことで変化します。それは運動で体を動かすだけでなく、自分が身につけるものも同じ。私はそう考えます。



※断捨離はやましたひでこ氏の登録商標です

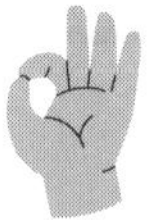

私はこうして元気になった

# 9

# 自分らしさや生き方を象徴するアイテムは同じものを長く愛用する

スーツでも眼鏡でも、身につけるもののほとんどは1~2年のサイクルで買い替えるようにしていますが、唯一、メンテナンスをしながらかれこれ10年以上も愛用しているのが腕時計です。

かつての私は、デザイン重視で、たくさんの腕時計を持つことを趣味にしていました。安価な腕時計をつけているのに「小林君、いい腕時計つけているね」

なんて褒められて、モノは価格じゃないんだな、価値基準なんて人それぞれじゃないか、などと思っていた時代もありました。

ところがあるときから、**腕時計はまさに、自分自身と一緒に時を刻み続ける相棒であり、その人の魂が入る器**のような存在でもあるのではないかと思うようになり、考えを改めました。

考えを変えるきっかけの一つとなったのが、患者さんの臨終の際、自分の腕時計ではなく、患者さんが使っていた腕時計をご家族からお借りして、「○時○分、ご臨終です」と最期の時を告げるドクターの存在でした。

その人が歩んできた時間で、その人の人生をきちんと終わらせる。とても素敵な考え方であり、私の心を強く打ちました。

愛用の腕時計を定期的にオーバーホールに出すことで気持ちがリフレッシュしますし、その腕時計を目にするたびにいい気分になれることが、毎日の生活の中で、心の小さなリセットになっていると感じています。

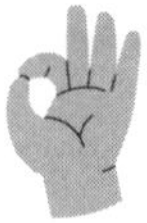

私はこうして元気になった

10

# 無理のない範囲で一日のルーティンを決める そうすることで小さな不調にすぐ気づけるようになる

「さて、今日は何をしようか。図書館でも行こうかな。あ、でも行くなら今借りている本を読み終わってからのほうがいいか……」

あれこれ考えながらも決めかねているうちに、結局、何もせずに一日が終わってしまった。

そんな日はなんだか消化不良で、気分も晴れ晴れとはいかないですよね。

人生は選択の連続などとよく言われますが、ケンブリッジ大学のバーバラ・サハキアン教授の研究によると、**人は一日に3万5000回もの決断をしているる**のだそうです。

朝起きて、布団から出ようか、まだもうちょっとぐずぐずしていてもいいか。何を着ようか。朝食は何を食べようか。

たしかに、小さなことにまで目を向けると、選択と決断を繰り返しながら日々を過ごしていることがよくわかります。

しかし、**選択には必ず迷いが伴い、この迷うという状態が自律神経のバランスを乱してしまう**のです。

しかも迷った末に何もできなかったという状態は「また今日も一日を無駄にしてしまった」という後悔につながり、それがストレスを生みます。

行動できないことから始まった負のループが続いてしまうと、いつの間にか悪い流れに乗っかっている、ということになりかねません。

私は長年、自律神経の研究をしていて、選択と決断、そしてそれができなかったときの後悔が自律神経を乱し、自分のコンディションに影響することを知っているので、生活においてはできる限りマイルールを作り、それに従って判断するようにしています。

**そうすることで、選択する回数を減らしています。**

たとえば、気が乗らないお誘いがあれば「行けたら行きます」などという曖昧な返事をせず、その場で断るようにしています。私にとって、後から断るのは相当なエネルギーが必要だからです。

ほかにも、スーツは黒、シャツは白、購入する店も決めているので、仕事に行くときの服装で迷うことはありません。

身につけるものを買い替えるサイクルも1年のどのあたりかを決めているので、こちらも悩みません。

起床時間も決まっていて、その後自宅を出るまで、自宅から大学に行くまでの間にもルーティンがあり、選択する必要がありません。

一度自分が心地いいと感じるルーティンを作ってしまえば「あれをすればよかった」「なんでこうしちゃったのだろう」という迷いや後悔が一気に減って、心にゆとりが生まれます。

忙しいとつい自分のことを後回しにしてしまうものですが、ルーティンが決まっていて日常に余白が生まれると、「あれ、いつもと同じことをやっているのに何か違うぞ」と日々の小さな変化や不調の兆しに気づきやすくなります。

**ルーティンを作るにあたって、あなたが日常の中で何の選択に対して一番迷っているか**をまずは思い出してみましょう。

健康のためのウォーキングに行こうかやめようか、昼ごはんは手作りにするか買ってきたものを食べるか、お風呂は夕飯の前か後か。

きっと、その人ごとにいつも悩んでしまうことがあるはずです。

毎日の生活の中で、悩みがちなことを見つけたらメモしておき、一つずつ、選択する際の自分の基準を明確にしていけたら、生活はかなりスッキリと楽になることでしょう。

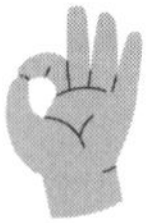

私はこうして元気になった

## 11

# 一日の最後に必ず
# 自分に「ありがとう」と伝える
# その積み重ねが
# 私にいい自信を与えてくれる

人は、できたことを喜ぶより、できなかったことを悔いてしまう生き物。つい、ダメなところにばかり目を向けてしまう人も多いですよね。

私は寝る前に、「今日も一日ありがとうございます」と感謝の言葉を口に出してから眠ることにしています。思うだけではなく、声を出しているのがポイントです。いいことがあった日も、激務で疲れ果てている日も、今日という一日を無事に過ごせたことに感謝しています。

非科学的かもしれないけれど、こうして**感謝を口にすることが、自分にいい気を運んできてくれる**ように思うのです。

「今日は何もできなかった」「うまくいかなかった」と落ち込んでいる日も、**眠る前に一日を振り返って、今日できたことを探してみる**。小さなことでもいいのです。そして、最後は必ず「ありがとう」と感謝で締めくくる。

私の場合は、今日は駅で階段を二段飛ばしで上った、朝起きてから皿洗いをした、夕焼けがきれいで写真を撮ってインスタグラムにアップした、ということを思い出しています。

たとえば、午前中のうちに掃除を終わらせることができた、髪型がきまった。そんなことでいいので、一日の最後にいいイメージを持って眠ると、眠りの質も向上し、翌日のやる気へとつながっていき、いつの間にか悪い流れからも抜け出せていた気がしています。

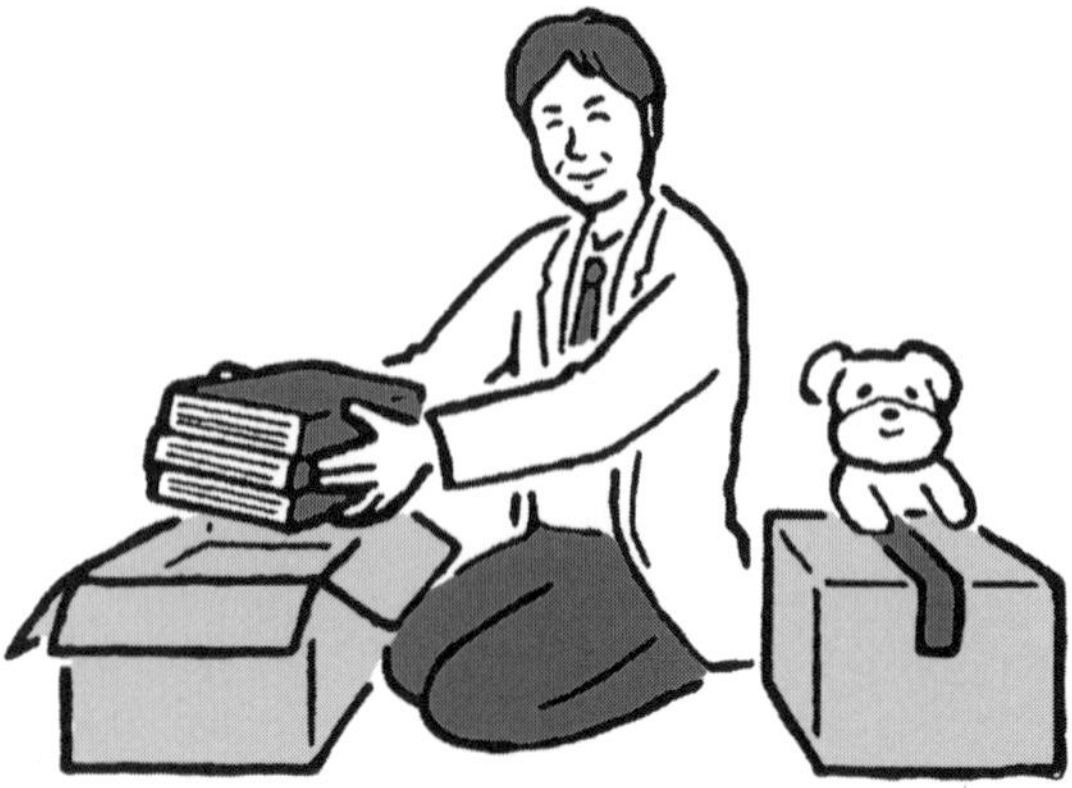

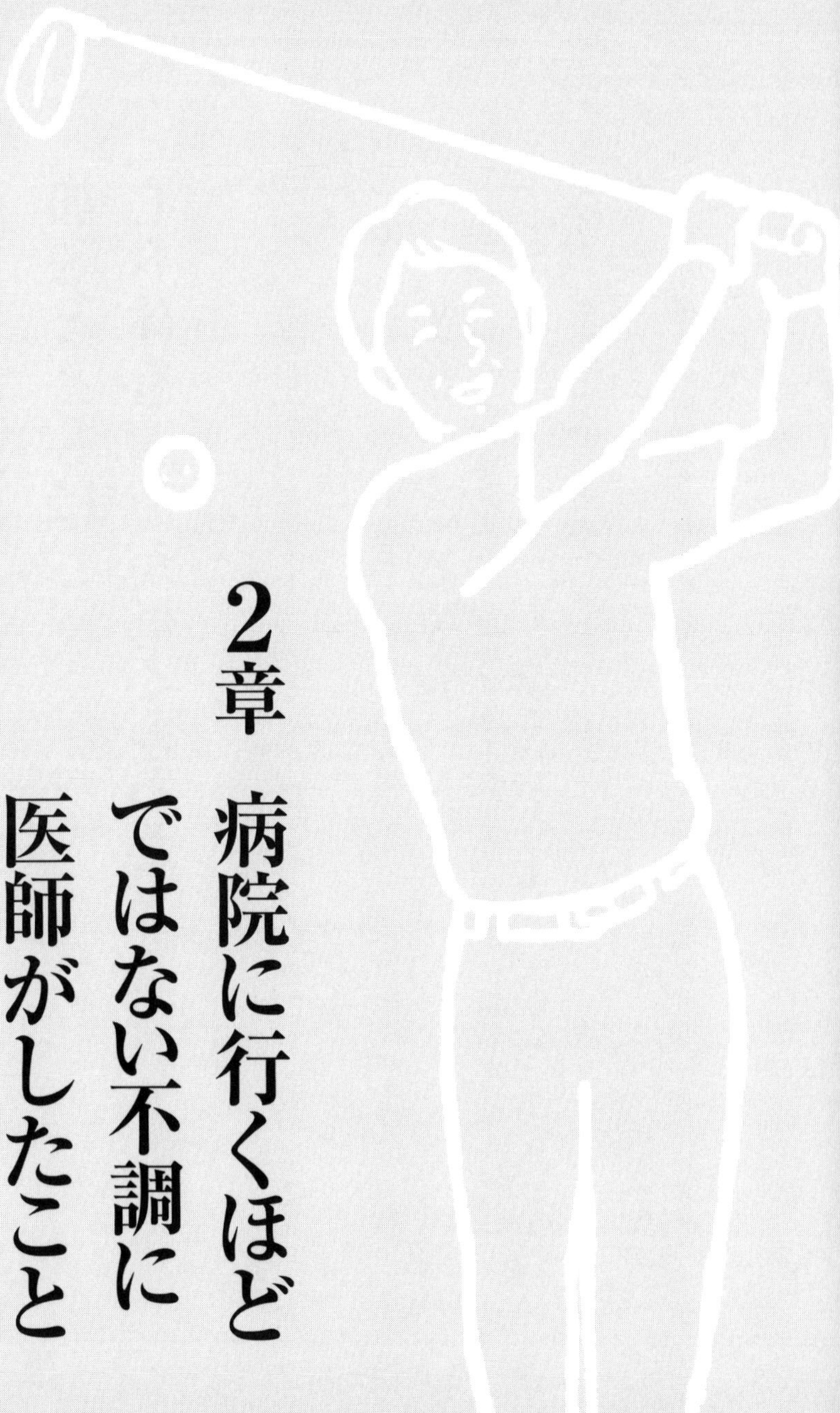

# 2章　病院に行くほどではない不調に医師がしたこと

# 加齢とともに心も体も閾値が低くなった

今、あなたが何かしらの病名のつかない不調を感じていたとしても、あまり深刻になりすぎないでほしい。

はっきり言って、40歳を過ぎたらなんでも起こり得るし、毎日が元気！　不調なんて一切なし！　なんていう人は稀《まれ》。

スマホ首、デジタル時差ボケ、気象病……あらゆる不調に病名がつく時代になったので、どの世代でも何もなく健康でいる人のほうが珍しく、ほとんどの人が何かしらの不調を抱えているだろう。

病名がつかなくても、疲れやストレスによって食が細くなったり、歯茎が腫れたり、便秘や下痢になったりなど、人それぞれのウィークポイントに不調が表れてしまうのが普通なのだから。

30代には30代の、40代には40代の、50代には50代のといったように、各年代によって不調の種類は変わってくるけれど、何らかの不調をそれぞれが抱えているもの。

ただ、60代以降は不調が合わせ技で襲ってくるケースが出てくる。

この合わせ技は、より不調を自覚しやすいし、体力も回復力も10年前や20年前にくらべればどうしたって衰えているから、不調の波にのみ込まれやすくなってしまうのだ。

それと同時に、年齢を重ねるほどに不調や痛みなどの感じ方やそれに伴うメンタルの落ち込みなど、あらゆることの閾値が低くなっていく傾向にあることを知っておくことが大切。

**若いころと似たような不調であったとしても、より深刻に受け止めてしまうことがあるのが60代以降**なのです。

よく、お店で怒鳴り散らしている高齢者を見かけますよね。

歳をとると怒りっぽくなると言われますが、それは、たしかにその通り。

ただ、怒りという感情は他者にも伝わりやすいから話題に上る機会が多いだけで、実際は、涙もろくなったり、疑い深くなったり、さまざまな感情の閾値が低くなっているんですよね。

たられればの話はよくないですが、私自身、コロナ禍のような悪い流れを、もし自分が30代で体験していたら、今回経験したような不調を感じることはなかったと思っています。

それだけ、60代になって閾値が低くなったことを私も実感しているのです。**まずは、年齢とともに閾値が低くなっていることを受け止めること**。それが大事なのだと思います。

年齢とともに不安や心配は増す一方だからこそ、払拭する方法を知っておかねばならないのも事実。

**私が考える最善の方法は、とにかく行動すること**。これに尽きると思う。

何か不調があって、それが病気かどうか不安に駆られたら、スマホで検索する前に、まずは外に出て歩こう。

外の空気を吸って、大きく深呼吸をするだけでもいいから、とにかく、動く。

そうすると、「病気かもしれない」と増幅する一方だった思考が柔軟になり、別の思考が働くようになってくる。

人は、行動することでしか変わりません。

悪い流れからも、動くことでしか逃れられないのです。

不調を感じているときは、最初の一歩を踏み出すのがものすごく大変なことは私も知っています。何をするのにも億劫な気持ちになりますよね。

でも、不調のときこそ動きましょう。

これからの人生は、私自身、そうしていくと自分と約束しています。

# 未病に気づかぬふりをして自分を後回しにした結果

体調がよくないとき、体は何かしらのサインを送っているはず。そのサインを無視して、自然と体調が回復するのを待つ。その選択が許されるのは、30代までだと私は思っています。

グラスに注いだ水が溢れそうになっても、表面張力によって、溢れる一歩手前でギリギリ踏みとどまっている。これが、40代以降の体調不良。

ところが、**60代になると、ちょっとした刺激や出来事で均衡が崩れ、水が一気に溢れ出してしまう**ことがある。

実際に、私も溢れてしまった一人だ。

2023年の年末、左腕に膿ができ、かなり大きく腫れた。蜂窩織炎《ほうかしきえん》と呼ばれる症状で、痛いなんてもんじゃなかった。

最初は、このくらいなら抗生剤を飲んでいれば治るだろうと高を括っていたが、2週間経っても痛みはひかないどころかどんどんひどくなり……。ついには呂律が怪しくなってくるなど脳症の初期症状まで出始め、緊急手術をした。

膿を切除する簡単な手術なので入院をするほどではなかったが、術後、調子を立て直すには少々時間がかかった。

振り返ってみれば、年末の慌ただしさに加えて、緊急手術の2日前に義父が他界するなど複数の要因が重なり、ギリギリで踏ん張っていたラインを越えてしまったのだと思う。

一度境界線を越えて病名がつくような状態になってしまうと、回復までに時間はかかるし、後遺症などが出るとリハビリ期間も必要になる。

結果として、緊急手術から術後の回復期間まで私の体調は底であった。**未病の状態を甘くみてはいけないと実感した出来事**だった。

# 怪我の功名で
# 人生後半戦の趣味に再会する

腕の緊急手術は何事もなく終わったが、手術直後は左腕が痙攣したり、物を掴《つか》みにくかったり、動かしにくかったりなど、いつも通りというわけにはいかなかった。

ただ、ラッキーだったのは、手術が年末も差し迫った12月26日で病院の業務には大きな影響がなく、年末年始の休暇を回復の時間に充てられたこと。

年が明けてから、左腕のリハビリも兼ねて、もう何十年も触れていなかったアコースティックギターを引っ張り出してみた。

私の青春時代はフォーク全盛期。夢中になって、毎日ギターの練習をしていた。家で眠っていたギターは安物で、高校生のころ、親に買ってもらったＹＡＭＡＨＡのギターの音色には敵わないけれど、もうちょっと弾けるようになったら新しいのを買おうかなどと、いいモチベーションにもなってくれた。

ギターは左手の指で弦を押さえるので、術後のリハビリにちょうどよかった。練習を重ねるほどに指に力が入るようになってきたのを実感でき、どんどん楽しくなっていった。

最初はチグハグだった左手と右手の動きもだんだんと合っていき、思うような音色が奏でられるようになっていくとさらに欲が出てきて、あっという間にギターの楽しさにハマってしまった。

**亀の歩みでもいいから上達が実感できる趣味が一つあると、人生にハリが出るの**だなと実感できたし、怪我の功名とはよく言ったもので、長年離れていたギターを弾くことが、人生後半戦の趣味になった。

ピンチはチャンスで、**たとえ悪いことが起こったとしても、人生の変化は、新しいことを始めるきっかけになる**ものなんですね。

# 悪いときに悪いことが重なる人生にはそんなときがある

私が腕の緊急手術をする2日前に義父が亡くなった。

私も妻も医者ですから、義父との別れが近いことはわかっていたし、その事実も冷静に受け止めていました。

それでもやはり、身内の死に接して、何もかもが普段通りというわけにはいかなかった。

いつも通り仕事をしながらも、言いようのない寂しさを感じずにはいられないし、その一方で、葬儀など実務的な事柄にも対応する必要があり、感傷に浸ってばかりもいられないのが現実。

元気なときであれば、一時的な環境変化にうまく対応できたのだろうけれど、私の場合はそうではなかった。

そもそも、腕が化膿し、抗生剤で治るはずがどんどん悪化していく時点で、何かがおかしくて、いつも通りの体調ではなかったわけです。

そこに身内の死が重なって、私の体は対応できる上限を超えてしまったのかもしれない。

その結果、手術を要するところまで体調が落ちてしまった。

しかし、振り返ってみてわかることですが、手術をしたこの時点が体調の底であったと思います。

**底にたどり着けば、それより下はないのだから、あとは浮上していくのみ。**

ここから先は、少々、時間はかかりましたが、右肩上がりに体調が復活していくことで、今まで感じたことのない喜びを私は享受することになりました。

## 「一歩前進、二歩後退」から「一歩前進、一歩後退」へ そして「一歩前進、半歩後退」に

小さなことを積み重ねていくと、体調は次第に上向いていく。すると、自分の状況が改善していくことが毎日の楽しみになっていった。

「今日の歩き方は調子がいいな」「今日は声がよく出ているな」。

50代までは、歩くのも声が出るのも当たり前のことすぎて何も思わなかったけど、60代になったら、当たり前のことを嬉しく思えるようになるんだから、考えようによっては毎日が楽しさに溢れていると言える。

ただ、調子がよくなってきたからといって、調子に乗ってはダメ。

**60代以降は、体調を崩したらリカバリーにはその倍以上の時間がかかる**と頭の隅に置いておくことが大切だ。

体調は、ただ階段を上るように回復していくものではなかった。上ったり下

りたりを繰り返しながら、徐々に徐々に、上向いていくようなイメージだった。

最初は、「一歩前進、二歩後退」。少しよくなったからと油断して少し無理をすれば、翌日や翌々日まで疲れが尾をひいてしまう。

それが次第に、調子のいい日とあまりパッとしない日が周期的にやってくる「一歩前進、一歩後退」くらいの体調になっていき、ふと気づくと、体調のいい日が優勢になる「一歩前進、半歩後退」の状態になる。

スポーツでも楽器でも、技術を習得するときはなかなか上達しない足踏みのような状態が続いても、何かの拍子にスッと抜け出してうまくなるもの。当たり前だけど、足踏み状態のときに嫌気がさしてやめてしまえば、上達は遠のく。

それと同じで、**健康のために何かを始めたら、嫌気がさしても諦めないこと**。そこで踏ん張れれば、いつの間にか、一歩も二歩も前進できる日が訪れることでしょう。

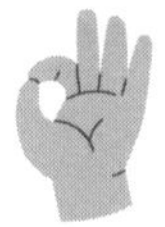

私はこうして元気になった

12

# 毎朝、体重計に乗って小さな体の不調を見逃さない
# 不自然に増えすぎたり減ったりしていないか確認する

体重の増減が生活習慣病と深く関係していることは、さまざまなデータを見てもあきらか。

今、病名のつかない不調を抱えている人は、**診断名のつく病気にならないように、最低でも現在の体重を維持することが重要**。生活習慣病など病気の予備軍にかかっているならば、今より少し体重を減らすようにしたいところだ。

実は、私が体調復活の兆しをしっかり感じられたのは、体重がきっかけだった。

私のベスト体重は65kg。しかし、不調を感じながら過ごしたおよそ3年間は、どれほど暴飲暴食をしても63kgより太ることがなかったのだ。

最初こそ、食べすぎても体重が増えないのでラッキーだと思っていたけれど、途中からさすがにこれはおかしい、歯車が嚙み合っていないようなモヤモヤとした体調の悪さが自分を太らせないのだ、と考えるようになっていった。

そして、2022年の年末に腕の手術をし、年明けからはリハビリも兼ねて新しい習慣も取り入れ、体調が上向いてきているのを実感し始めたころ、なんと体重が67kgまで一気に増えた。

食べすぎたら、その分だけ体重が増える。

当たり前のことが当たり前に起こる体に戻ったのが嬉しかったし、体重が増えたことを喜ぶという経験は、人生で初めてだったと思う。

その後、毎朝1時間ウォーキングをするなどして、1カ月かけてベスト体重まで戻した。

体重を減らす努力が成果としてきちんと表れる。
これも、体が健康だからこその反応で、自分の体は元気に向かっている。そう確信を持てる嬉しい出来事だった。

現在は、ベスト体重の65kgをキープできている。私は長年体型が変わらないので、それを羨ましがる人はとても多いのだが、私の感覚では体重をキープすることはそれほど難しいことではない。

多くの病院で「体重管理」なんていう言葉が使われるから難しくなる。私なら患者さんに「毎朝、体重計に乗るだけでいいですよ」と伝えます。

**体重計が示す数字が、自然と自己管理能力を高めてくれる**からだ。

気づいたら体重が増えている人は、「最近、食べすぎているな」とか「この一週間あんまり動いていないな」という、自分の感覚を頼りにしていませんか?

それが、気づいたら2kgも3kgも体重が増える原因なのです。

毎朝、体重を測れば、数字があなたの体の状態をはっきりと教えてくれます。

「今日は500g増えている。やっぱり、ここ2、3日食べすぎていたからな」と、結果と感覚がきちんとリンクする。

これが、意識づけとして大きな効果を発揮するのです。

私は朝の計測でベスト体重であれば、その日の食事は何も気にせず好きなものを食べます。

ベスト体重を500g以上上回っていたら、昼食や夕食を軽めにしたり早めの時間に食べ終えるなどのちょっとした工夫で調整をする。

たったこれだけのことで、体調不良の時期を除いた何年間も体重維持ができています。

不調にはいつも気づかぬうちに陥っていくことが多いので、自分では見逃しがちな心身の変化を把握するためにも、体重という数字はとてもいい判断基準になりますよ。

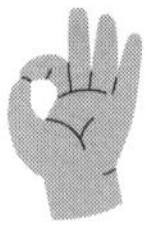

私はこうして元気になった

# 13

# 自分で自分の不調の沼を勝手に深くしない　自己診断は病気を勝手に進めてしまうので危険

今はスマホを持っていれば、よくも悪くもなんでもすぐに調べられます。

私は腰がウィークポイントで、毎年春には決まってぎっくり腰をやってしまうし、ふいに腰痛に悩まされることもあります。

腰痛対策を知りたいと思ってネットで検索をすると、内臓疾患やがんの可能性を指摘する記事を目にすることになるでしょう。これらの言葉を目にして、不安になるなというほうが無理。

「もしかしたら病気かも!?」という不安感は大きなストレスですし、自律神経のバランスも崩れ、不調をさらに深刻なものにしたり、長引かせたりする要因になります。

便秘外来の患者さんでも、「3日おきにしか便が出ないし、お腹が痛いのは悪い病気じゃないだろうか」と不安な気持ちを抱えて来院する方が少なくありません。

「大丈夫ですよ。3日に1回便通があるならそれは便秘じゃないですよ」と私がお伝えしただけで、お腹の痛みも便秘も解消してしまう人は、一人や二人じゃありません。不安を解消しただけで自律神経のバランスが整い、体調もあっさり回復してしまうのは、本当によくある話なのです。

実際、**不調の沼をどんどん深くしてしまっているのは自分自身**だったりします。


**自分自身は不調を感じていても他人から見てそうではないときは、自分の思**

**い込みである場合が少なくありません。**

実のところ、医師の私でもそうでした。

序章でもお話ししたように、不調の底にいたころ、何人かに「小林、大丈夫か？」と声をかけられ、自分の健康にすっかり自信をなくしかけていました。

その当時、滑舌の悪さや声のかすれが気になっていて、これは何か病気のサインではないかと思い耳鼻科にも行きました。そうしたら、「小林先生、それはただの老化ですよ」と言われてしまった（笑）。

病気ではないことに安心はしたけれど、やっぱり、気になる。

だから、私が普段いるオフィスと同じ階にいる、今は漢方医学の指導医をしている大学の同級生の女性に、「滑舌が悪くなっちゃったんだけど、何かいい漢方薬はない？」と相談したんです。

そうしたら、ニヤッと笑って、「小林君、滑舌が悪いのは昔からだよ。別に前と変わってないよ」だって（笑）。

同級生のこの言葉で、自分にまとわりついていた不安が一気に吹っ飛びました。そうそう、私は昔からモゴモゴと喋るクセがあって、けっして滑舌のいい人間ではなかった。

だけど、体調が底の状態で、人から「大丈夫？」と心配されて、**勝手に滑舌の悪さを不調と結びつけていたのは自分だったんだ**と、ようやく目が覚めた。

医療知識を持つ医師でも、悪い流れにいるときや体調不良のときにこうなるのだから、あなたも自己診断は危険です。

どんどん不安が勝手に増幅して、思考も体も悪いほうへ悪いほうへと流されてしまいます。そうなる前に、**不安が大きいようなら受診をして、医師の診断を仰ぐ**ことも視野に入れましょう。

あきらかにいつもとは違う痛みや、直感的にこれはマズイなと感じる症状があるときには、すぐに受診を。痛みなど症状が日増しにひどくなる場合には3日以内をめどに受診を。我慢できないほどではなくても同じ症状が2週間続いている場合にもやはり受診を。

基準を明確にしておくと、取り返しがつかない事態になる前に、解決へと舵を切ることができます。

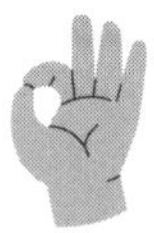

私はこうして元気になった

14

# 毎日通る道で昨日の自分とタイムトライアルレースタイムの縮まりが小さな自信に結びつく

体調の回復・維持を目的に、毎日、タイムトライアルレースを実践しています。

オフィスのあるビルから最寄りの御茶ノ水駅まで、普通に歩くと5分30秒ほどかかります。このタイムから今日は何秒縮められるかを自分自身と競うのです。

この話をすると、みんな驚きます。

「小林先生、本当にそんなことやっているのですか？　本当に？」と本書の編集者も取材中なかなか信じてくれなかったのですけど、本当です。

信号に引っかかると大幅なタイムロスなので、目の前で赤信号に変わって悔しい思いをすることもありますが、それも含めてレースに挑み続けています。いいタイムを出すため、そして姿勢よく歩くために、長年使っていた通勤用のトートバッグもリュックに変えたほど。

5分20秒なんていうタイムが出た日には、ニッコニコの上機嫌。手帳を使った自己採点（136ページ参照）では5以上の点数をつけることでしょう。

たとえば、いつものスーパーまでの時間を測ってタイムトライアルをするのはどうでしょう。それ以外にも、1回も休まずに階段で3階まで行こうと決め、そのタイムを測ってみるとか、自分の生活圏内でできそうなことを探してぜひ実践してみてください。

1、2秒でもタイムが縮まると嬉しく感じられますし、**先月や先週や昨日の自分から前進していることを実感**できます。

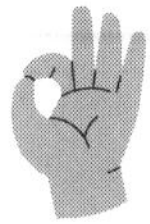

## 私はこうして元気になった 15

# ほどほどの負荷ですむ習慣を自分のバロメーターにする 自分が決めた負荷を億劫に感じたら不調の兆し

御茶ノ水駅－オフィス間のタイムトライアルとは正反対に聞こえるかもしれませんが、それ以外の時間で外に出るときは、あえて遠回りをすることが多いです。

私が実践しているのは、駅の乗り換えで面倒なほうを選ぶ、というもの。

東京の地下鉄は複数の路線が複雑に交差していて、同じ駅名でも乗り換えには数百メートル歩かなければならないようなところもあれば、駅名は違っても実は地下道でつながっている場所もあります。

普段、電車移動をしているのですが、**スムーズで最短距離の乗り換えよりも歩く距離を稼げる乗り換えをあえて選択**しています。ここで、少しでも体を動かす時間を増やしているのです。

また、オフィスがあるビルから順天堂医院までの距離は近いのですが、複数の経路があるので、毎回変えています。

この方法なら、出かけたついでに歩数を稼ぐことができ、見る景色も変わってくるので、決まった時間に散歩に出るのがなかなか習慣にならないという私のようなタイプの方にもおすすめです。

普段の買い物でも、いつも同じ道を歩くのではなく、ぐるりと遠回りをして行ってみてはどうでしょう。

自宅の周辺の一区画をぐるりと一周してから目的地に向かうのでもいいですし、歩道橋を2回渡ってからじゃないとスーパーやコンビニに入らない、などと決めて挑むのも楽しいものです。

オフィスや自宅がマンションで2階以上にある人なら、エレベーターを使わずに階段を利用すれば、平地を歩くよりいいトレーニングになります。

私は電車の乗り換えのときは、**とにかくエスカレーターとエレベーターは使わない**と決めています。

これだけでも運動量が増やせますし、それ以上に自分の体調のバロメーターとして役立っています。

すんなり階段に足が向かう日と、エスカレーターの誘惑に負けそうになる日があり、それが自分の心模様を知るきっかけにもなっています。

**気持ちが前向きじゃないと、階段を上るのすら大きな決断になってしまう日があるん**ですよね。

階段を上っていても、足取りが軽くて一段飛ばしで上れる日もあれば、途中で足が止まりそうなくらい体が重く感じる日もあります。

そういうときは、何が自分にとって疲れやストレスになっているのだろう、とか、不調を招く原因はどこにあるのだろうと自問するようにして、改善への一歩を踏み出すことにしています。

よく、一日8000歩歩こう、1万歩歩こうと言われますが、私はその考え方にはあまり賛成できません。

一日に歩く歩数を決めるとそれをストレスに感じてしまうし、達成できない日が続くと、なし崩し的に歩くことをやめてしまうかもしれない。

そうなるくらいなら、大きすぎる目標は掲げずに、生活の中で歩数を増やしていくことを習慣にできたほうが、長い目で見たときにいいんじゃないでしょうか。

もちろん、目標とする歩数を達成することが毎日のモチベーションになっているのなら、それをやめる必要はありません。

自分が**これならストレス少なく続けられるというほどほどの負荷ですむ習慣**を選択していきましょう。

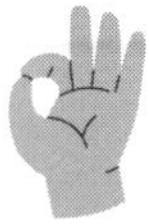

私はこうして元気になった
16

# 帰宅したら、玄関で
# 声高らかに「靴磨き」宣言
# 面倒な気持ちが吹っ飛び
# 就寝前まで自律神経が整う

外での用事を終えて帰宅すると、ホッと一息つきたくなりますよね。疲れていたり、不調を感じていたりするならなおさら、すぐにでも横になりたいもの。

でも、帰宅後すぐ、椅子に座るのはちょっと待って。

**自律神経は急激な変化を嫌います**。歩く↓座る、よりも、歩く↓片付ける↓座る。後者のほうが変化が緩やかです。

帰宅したら買ってきたものを袋から出して片付ける、バッグの中身を整理する、財布の中のレシートを処分する、部屋着に着替える、部屋のどこか一箇所だけ整理整頓する、こんなふうに、一息つく前に何かアクションを一つ挟むことが大事。何をしようか迷うときは、それをすることでスッキリとした気分を味わえるものを探してみましょう。

私の場合は、帰宅したら毎日靴磨きをすることが習慣。

靴磨きセットを玄関に置いておいて、帰ってきたらすぐに取り掛かれるように準備万端の状態にしてあります。

とはいえ、仕事を終えて帰ってきたときには疲れているので、はっきり言って面倒な日も結構あります。

でも、毎日のルーティンを崩したくないですし、磨き終わった後の気分のよさも知っているので、その面倒な気持ちを封印するために、自分におまじないをかけます。

帰宅して玄関を開けたら、**「よし、靴磨きをするぞ」と大きな声で宣言**。

たったこれだけのことですが、効果は絶大。掃除を始める前に「よし、やるぞ！」と気合いを入れるのと同じで、玄関の前で緩んだ気持ちを締め直すのです。

「よし、やるぞ」と思っているだけではダメですよ。

言葉にして声に出す（それもなるべく自分を鼓舞するように大きな声で張り切って宣言するのです）ことで気合いを注入できますし、自分と約束したような気持ちになり、疲れていてもスイッチが入ります。

それに、宣言したのにやらないでいると妙な罪悪感に襲われるので、嫌々でも靴磨きをすることになります。

取っ掛かりこそ面倒ですが、**やってしまえば5分程度で終わること**。

磨き終わった後のピカピカの靴を見れば、満足感が得られて気持ちが晴れ晴れとしてきます。

靴磨き後もよい気分は続き、帰宅から就寝までの時間も充実します。

反対に、帰宅後にどっかり座ると、体を休められたような気がしますが、外出（交感神経優位）からの休息（副交感神経優位）の振り幅が大きく、かえって疲労感を増幅させてしまうことにつながります。

ちょっと休憩のつもりが座ったまま動けなくなり、何もできないまま日は暮れていき、夕食作りも入浴も億劫に……なんていうことが起こるのは、自律神経の働きからすると不思議でもなんでもないのです。

今日は疲れたなと感じたときほど、自分の心を自分の体に取り戻す習慣を取り入れてみましょう。

終わりよければすべてよしじゃないですが、一日の終盤の自分をご機嫌でいさせるために、玄関を開ける前に「私は、今から○○をする！」と宣誓してみるのもいいものですよ。

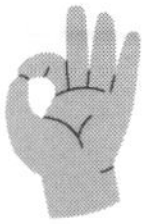

私はこうして元気になった

# 17

# 口腔内の状態が健康寿命に大きく関わる唾液をたくさん出すためにガムを噛むことを習慣化する

最近不調だなと感じているなら、ぜひガムを噛んでほしい。

コロナ禍がもたらした弊害の中でも、高齢者にとってとくに深刻なのが、**マスク習慣による顔の筋力の低下**です。

コロナ禍が収束してもなお、マスクをしている姿を目にします。

歳を重ねるほど免疫機能が低下するので、予防のため自衛していたり、コロナやインフルエンザウイルスの罹患によって持病が悪化するのを防ぐためであったり、マスクを使い続ける理由が人それぞれにあると思います。

しかし、マスクをしていると、どうしても口を大きく動かすことがなくなり、顔の筋力は衰えます。

コロナが流行し始めてから、仮面様顔貌《かめんようがんぼう》といって、まるで仮面でもつけているかのように表情が動かなくなってしまった人が増えています。

コロナ禍が収まった現在になっても、「滑舌が悪くなった」「口元が緩んでよだれが垂れることがある」などの症状を訴える人も増加傾向にあります。

それらの症状から、自分は認知症ではないか、脳梗塞など何か脳の病気の前触れではないのかなど、自身の健康を心配して受診する人もたくさんいます。

しかし、ほとんどのケースで検査をしても問題は見つからず、何年にもわたるマスク生活の弊害からくる筋力の緩みが原因の方がほとんどです。

私もマスク生活によって、滑舌が悪くなったり、声のハリがなくなったり、顔の表情筋が衰えてしまった一人です。

マスクをすることがすっかり習慣になっていると、マスクなしで外出することがどうしても怖くなりますよね。

**マスクを外したくないから外出は控えるとなっては本末転倒。**

人は行動することでしか変われないので、外にどんどん出ていただきたいのです。

では、どうするのかといったら、マスク着用で衰えた筋力をカバーする習慣を持つことです。

大きな口を開けて、「あ、い、う、え、お」とはっきり大きな声で言うようにするのもいいですが、おすすめはガムを噛むこと。

ガムを噛むことにはいくつものメリットがあります。

場所を問わず、いつでも、ほかのことをしながらでも噛めること。

ガムを噛んでいる間は、無意識のうちに顔の筋トレができるので、わざわざ筋トレをしようと思って臨むよりもハードルが低くなること。

顔の筋トレになることで顔周りの血行がよくなるだけでなく、脳の働きもよくなり、認知機能低下の予防が期待できます。

それに、ガムを噛むことは、一定のリズムを刻むリズム運動。リズム運動によって**幸せホルモンと言われるセロトニン**が分泌されますし、このホルモンは自律神経のバランスが整うように働きかけてくれます。

さらに唾液の分泌もよくなります。

唾液中には**免疫物質ＩｇＡ（アイジーエー）**があり、この分泌量がガムを噛むことで、２・５倍になるという研究結果があります。

免疫機能が向上すれば感染予防に役立ちますし、口の周りの筋肉を動かすことは認知症予防や誤嚥性肺炎予防にもつながります。

私自身、滑舌が悪くなってからは、いつも持ち歩く鞄の中に必ずガムを入れておき、気づいたときにいつでも噛めるようにしています。

一定のリズムで噛むことが重要なので、いろいろな味や食感を楽しみたい人はグミも効果的です。

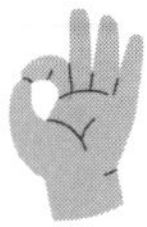

私はこうして元気になった

# 18

## 1時間続けられるスピードで大股でリズムよく早歩き 1分間の超早歩きタイム導入で心肺機能と足腰を鍛える

私は毎朝6時半にジムへ行くのが長年の習慣になっています。

ただし、コロナ禍の数年は、もっぱらサウナ専門で、運動はまったくしていませんでした。

そんな私も体調の底を経験し、さすがに心を入れ替えました。

ジムのマシンで毎朝1時間ほど歩くことにしたのです。

それも、ただダラダラと歩くのではなく、できるだけ大股でリズムよくさっさと歩く。

普段、街中を歩いているときよりも早歩きを意識しています。

健康維持が目的ならば、歩く速度をそれほど意識しなくてもいいかもしれません。しかし、**体力の向上を目指すのであれば、適度な負荷が必要**なので、私は歩幅を大きく、リズミカルに、人と会話できる程度の早歩きをするようにしています。

無理をすればそれが体の故障となって跳ね返ってくる年代なので、けっして体の負担になるほどの無理はせず、1時間歩き続けられるペースを守っています。

とはいっても、ただ、ひたすらに歩き続けるのもしんどいので、ジムでの大股早歩きのお供は、いつも決まってユーチューブ。

私はゴルフが大好きで、これからスコアを伸ばしていくためにスイングを上達させたいと考えているため、歩きながらありとあらゆるゴルフ関連の動画を延々と視聴しています。

ここだけの本音ですが、あまりにも毎日ゴルフのスイングのコツを動画で見すぎてしまって、いったい何がいいのかわからなくなってしまい……、結果、ゴルフのスコアを落とすという本末転倒なことも経験ずみです（笑）。

ジム通いをしている人ばかりではないでしょうから、ご自分にとって快適な時間帯に外に出て、1時間歩き続けてみるのをおすすめします。

最初は、1時間ぶっ通しで歩くことが辛いかもしれません。私も辛かったのでわかります。

最初は、5分でも10分でもいいので、姿勢よく歩くことに意識を向けて歩いてみましょう。慣れてきたら、午前に30分、午後に30分と分けて、一日にトータルで1時間歩くようにするのもいいですね。

体調や体力は人それぞれですから、自分なりのペースで、**明日も歩きたいと思えるくらいの疲労**を感じながら続けてみてください。少しずつ歩くペースが速くなり、歩ける時間が長くなっていくと、体力が右肩上がりに向上しているのが感じられ、それが毎日の張り合いになっていきます。

私は元気を取り戻してからは、1時間のウォーキングの合間に、心拍数が適度に上がるくらい速度を上げる**1分間の超早歩きタイム**を設けています。

10〜15分に1回くらい超早歩きを挟むことで心肺機能が鍛えられ、ますます元気になっていくという算段です。

1時間、楽勝で歩ける自分になったころには、体力にも自信がつき、表情も明るくなっていますよ。

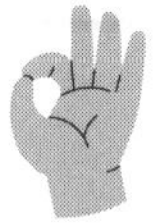

私はこうして元気になった

19

# 今日の自分が明日の自分を思いやる 明日快適に過ごしている自分をイメージしてから就寝する

あれをしようかな。これをしようかな。ぐずぐずと考えている間に、結局、何もせず一日が終わってしまった。そんな日は自己嫌悪に陥ったり、何もしていないはずなのに疲労ばかりが蓄積されたりと、何だかパッとしないもの。

もしかしたら、何もしないで一日が過ぎてしまうことが多い人は、その日になって何をしようかと考えているのではないでしょうか。

私は、「今日、何しよう」と考えるのではなく、**「明日、何をしよう」とぼんやりとでもいいから考えておく**ようにしています。

明日の自分をイメージするきっかけ作りのために、布団に入る前に翌日の天気をチェックしています。これが、案外大事。

明日の自分がどう過ごすかをイメージしながら、明日の服装や、持ち物を前の晩に用意しておくのが日課となっています。

これで**翌日の選択や迷いがなくなり**、天候に合った服の袖にすぐ腕を通せるので自律神経も安定します。

布団に入ったら目を閉じて、明日の行動をイメージします。簡単なことですが、脳内で明日の自分のリハーサルを行っておくと、翌日、スムーズに動けるような気がするのです。

明日の準備をしながら今日を感謝をする時間は、一日の中で一番ホッとできる、私にとっての癒しの時間です。

私はこうして元気になった

**20**

# 自律神経は朝に乱れると一日中整わなくなってしまう 朝にしっかり交感神経のスイッチを入れる

朝はカーテンや窓を開け、「おはよう！」や「頑張るぞ！」と大きな声を出すのが日課。その後、昨夜のうちに考えていた今日のスケジュールを思い返します。

朝は一日のリズムを決める大切な時間なので、大きく伸びをしたり深呼吸をしたりしながら、今日の行動をイメージしましょう。

今日はあれもしてこれもしてと欲張るよりも、「今日は、ベランダの掃除をしよう」「○○さんに連絡をするぞ」など、何か一つを決めたら、これまた声高らかに宣誓します。

**声にきちんと出したほうが記憶に残りやすく、実際に日中の行動につながりやすい**というのが私の実感。

声出しをすることで朝にきちんと交感神経のスイッチが入り、何をしたらいいかわからない、なんとなくダラダラしてしまうということを防げます。

とくにやることがないときも、**「1時間だけ○○をする」**ことを決めています。1時間だけ本を読む、整理整頓をする、ドラマを集中して見るなど、時間を制限して行動に移すことで、「やり遂げた」という達成感が得られます。

毎日、何もすることがなければ、**自分でやるべきことを作ればいい**。私なんて誰に頼まれてもいないし、誰からも指摘されていないのに、今、3カ月後を目標にゴルフのスイングの改善に取り組んでいます。

楽しんで取り組める目標を作って、日々の自分に充実感をプレゼントしていきましょうよ。

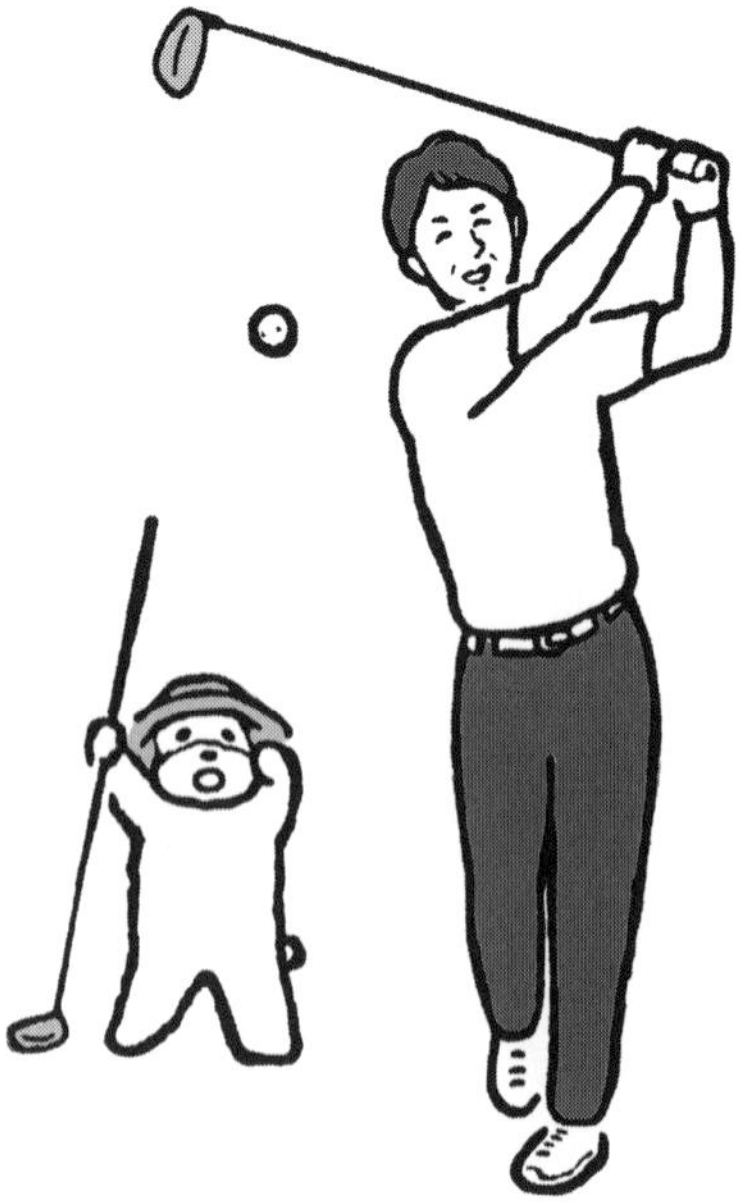

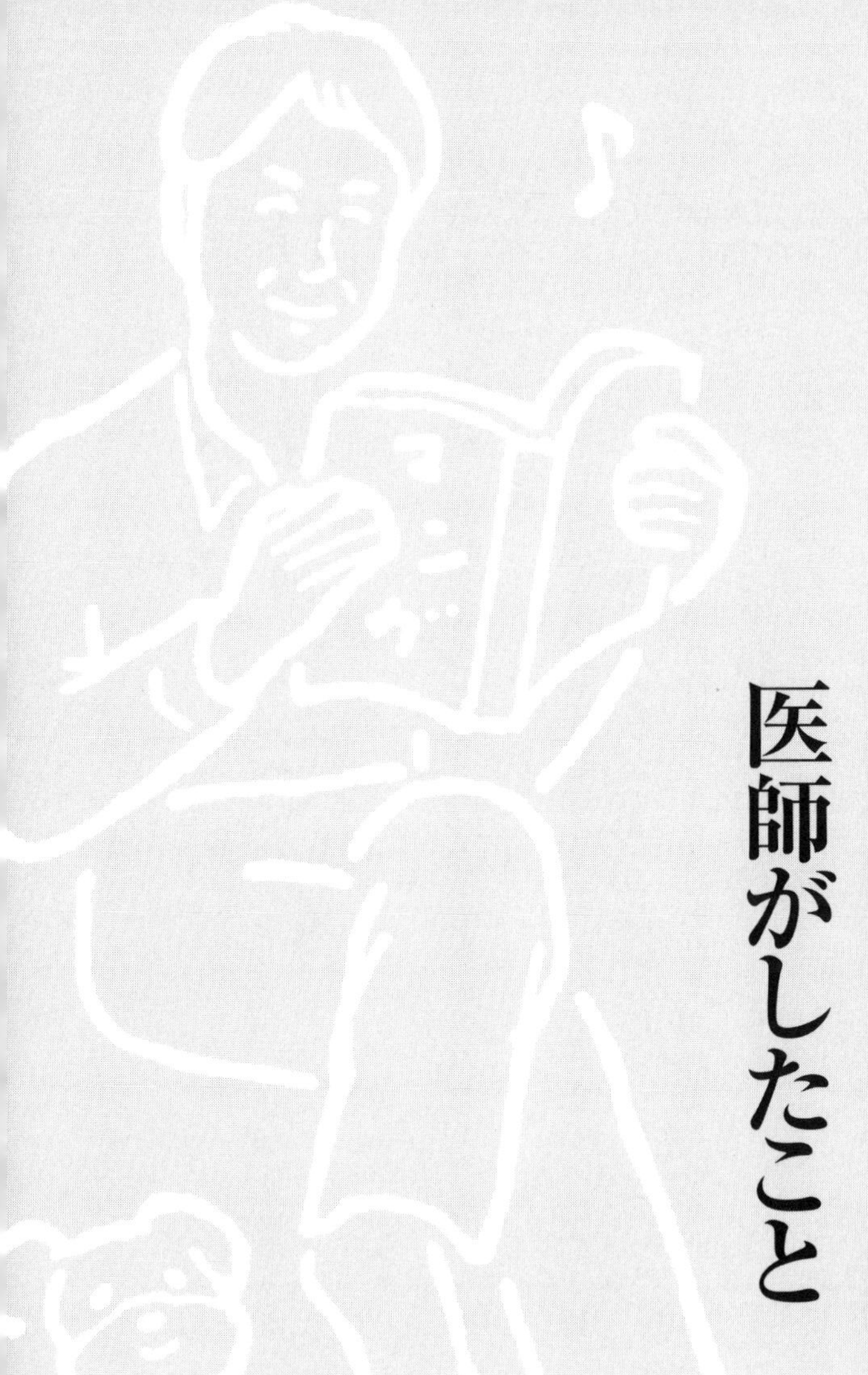

# 3章　老化による不調に医師がしたこと

## 老化の速度を自分自身で調整していく

今、50代の人は、40代のころとくらべて体力も落ちたし、白髪やシワが増えて見た目にも老いを感じていることだろう。

しかし、その時代を通り過ぎてきた60代の私から言わせていただくと、今感じているその老いの流れは、川遊びができる程度の穏やかなもの。

60代になると一気に川の流れは速くなり、あれよあれよという間に激流へと変わっていく。この急激な変化には、本当に驚きました。

あまりに変化が急なため、対策をしても追いつかないといった状態に陥ることもありましたが、何も手を打たなければ激流に流され続けていくだけだというのはわかっていたので、日々、できることを淡々とやり続けました。

対策をしたからといって、即元気というわけにはいかないのが60代。

「仕事に支障をきたすほどではないけど、以前とは確実に体調が違う」というモヤモヤ感が続く毎日は、やはり気分のいいものではなかった。

医者の不養生にならないよう、血液検査はもちろん、脳から消化器系から耳鼻科まで、あらゆる検査を受けたけれど、結果はすべて良好。

検査結果の数値だけを見れば「どこも悪くなく、いたって健康」ということになる。

だけど現実は、その結果を疑いたくなるほど、一日を通して自分がイメージしたようには元気に動けなかったり、反対に元気に動き回った反動が予想以上の疲れとしてのしかかってきたり……。

生まれてから60年以上、体の中では細胞や臓器や神経が休むことなく働き続けているわけだから、若いころと同じようにいかないのは仕方のないこと。

**老いを受け入れながらも、その速度は自分自身で調整**する。

そんな心がけを40歳を過ぎたら持つのが重要だ。

## 不調を誤魔化すのもしんどく感じ始めたら黄色信号

腰が痛い、膝が痛い、目がかすむ、なかなか言葉が出てこない、夜中に目が覚める。

若いころとくらべれば、やっぱり、60歳を過ぎてからのほうが不調の種類も頻度も増えていくのは仕方のないこと。

新車と10年乗った中古車では、外観や性能に違いが出るように、人間だって毎日食べて、歩いて、ストレスにも耐えて、365日×60年＝2万1900日以上も体を使い続けてきているのだから、そりゃあガタがくるのも当然。

事実として、高血圧や糖尿病、脂質異常症などの生活習慣病は40代後半から、胃がんや直腸がん、結腸がん、肺がんなどの罹患数も50歳代から増加し、年代が上がるにつれてさらに増えていく。

でも、体調不良や病気はある日突然表れるわけではなくて、40代には40代なりの、50代には50代なりの不調があったはずで、みんなそれを誤魔化しながら日々を過ごしてきたと思うんです。

ただ、私の実感で言うと、50代までは不調を誤魔化すのにさほど苦労はしなかった。

誰かと顔を合わせれば、不調を感じつつも、いつも通りの自分でいられた。不調を誰かに気づかれることも少なかった。

ところが、60歳を過ぎた途端、**不調を誤魔化すことにも労力が必要**になってくる！　そこが、大きな違いだった。

誤魔化すにも体力、気力が必要で、誤魔化そうと思っても誤魔化しきれないし、誤魔化すのも面倒になってくる……。

当然、周囲も「いつもと様子が違うな」と気づき、「大丈夫？」と声をかけられる頻度も増えてくる。

私自身、知人に体調をよく聞かれたときは、無意識だったとは思うけど、元気であるように装う労力をかけることさえ忘れていたのだと思います。

年代を問わず、大なり小なりの不調がある日はあって当たり前。

でも、その不調にのみ込まれずにいつもの自分で誰かと対峙できるうちは、まだまだ元気な証拠なんだと今ならわかります。

当時の私のように、不調を誤魔化すことさえ面倒になってきたら黄色信号です。

今、自分は不調の波に流されかけていると感じたなら、そこから抜け出す何かをしなければ、このままどんどん悪い方向へ流れていってしまいます。

私は講演会でよく、「すべては自分の手の中にある」とお伝えしています。

**未病が病気になるまでには時間がある程度あります。**
**その時間は自分に与えられた猶予期間と捉えましょう。**

猶予期間のうちに改善に向けた行動がとれれば、自分で未来を変えていけます。

反対に、人にやってもらうことばかりを考えて、自分はもう歳だからと言い訳ばかり探して動かないでいると、老いの流れは速まります。

老化は誰にも等しく起こることだけど、誰もが同じようには老いていかないですよね。

もちろん、もともとの体質や遺伝もあって、白髪や毛量などどうしようもできないことはたしかにあります。

でも、普段から歩くなどして筋力を保っていれば、代謝のいい体をキープでき、血行も促進されるから肌のツヤだってよくなるものです。

**老化のスピードは、自分の生活習慣で変えていける。**

その自覚を持つだけでも、日々の行動を変えられる人もいますし、私も60歳を超えてからは、一層心がけています。

# 年齢とともに必要なケアを変えて10年前の自分に近づく

今、私が目標としているのは、10年前の自分。

60歳が40歳に戻るとしたら、20年分の時間を巻き戻さなければならず、それはさすがにリアリティがないな、と思っています。

でも、**60歳が50歳の体の感覚を取り戻すのは、簡単ではないけどどうにかなる**かな、と前向きに考えることができるのです。

10年前の写真を目にすると、肌のハリや体のシルエットなど、10年という年月を感じざるを得ません。第一印象は、「若かったなぁ」というもの。でも、その次には、「このくらいなら取り戻せるな」なんて思う自分がいます。

歳をとると過去を美しくしすぎる傾向がありますよね。

もっと自分は健康だった、もっと自分は積極的だったと思いがちだけど、よくよく考えたら、私の場合、元気で若かったころの自分もメンタル面は60点くらいの人間だった気がしています。

なので、まずは60点を目指して生活している最中です。

５年前の自分を目指すのでもいいんです。時間の感覚は人それぞれですから、**自分が前向きに考えられる時期を設定**してみましょう。

５年前や10年前の身体感覚を取り戻すことができたら、相当勇気づけられますよね。

５年前や10年前の自分と比較して、体力的な衰えを強く感じるならば、歩いたりスクワットをしたりする原動力になりますし、あのころはよく笑っていたなと思うならば、自分を笑顔にすることを探そうという発想が生まれます。

老いは誰にも平等にやってくるけれど、老いていくスピードは人それぞれ。歳のとり方は自分で変えていけるもの、そう思って行動しています。

# 一度できなくなったことがもう一度できるようになる喜び

60歳を過ぎると、これまで当たり前にできていたことが、ちょっと頑張らないとできなくなってきました。

たとえば、階段を二段抜かしで駆け上がる、脚の力だけで椅子から立ち上がる、体をひねって真後ろを見る。どれも簡単なことだけど、ある日ふとできなくなっている自分に気づいてうんざりする。

言葉が出てこない、思い出せない、鍵をかけたか不安になるなど認知機能の低下が疑われるような事柄があると、焦ったりもする。

でも、できなくなっている自分に気づいて、そこで諦めたら終わりです。

「これも老化だから仕方ない」なんて素直に受け入れてしまったら、その先にあるよくなる可能性に自ら蓋をしているようなものでしょう。

健康寿命の期間を延ばすために、私は**水鳥のように水面では平気な顔をしながら、足元ではジタバタと必死に足掻く**と決めました。

そうしていると、完全には戻らなくても徐々にいいほうへと近づいていくのです。

しばらくジタバタと足掻いていると足元がふっと軽くなって、できなかったことができるように好転する瞬間があります。

もうね、この瞬間の喜びは、若い人にはわかるまい！

ヨッシャー！　と大きくガッツポーズして飛び跳ねたくなります。

人生の後半戦はこの喜びを味わうためにあると言っても過言ではないでしょう。

**一度できなくなっているからこそ、もう一度できるようになったときの喜びは大きい**のです。

高齢者だからこそ、一度失ったものを再び得られる喜びを感じられるようになりました。歳をとるのも悪いことばかりじゃありませんね。

# 定年退職をゴールにせず新しいスタートの準備を始める

2020年2月。埼玉県の高校で校長先生をしている同級生に頼まれて、講演をしに行きました。

当時、教員の定年は60歳。校長室でお茶を飲みながら、その同級生が「俺も3月で定年なんだよ」と、まるで人生が終わるかのような悲壮感を伴いながら話していた姿が忘れられません。

あぁ、定年退職の制度が日本をダメにするんだな、そう強く思いました。

本人が働きたい希望があるならまだまだ働けばいいし、ほかにやりたいことがあるなら57歳で辞めてもいい。

そんなふうに自分で自分の生き方を決められれば、定年退職を機にガクッと心身の調子が悪くなる人が激減するはずです。

今日まで校長先生、あるいは、部長や課長と呼ばれていた人が、日付がたった一日変わった途端に肩書きを失って普通の人になる。朝起きて行く場所がなくなる。かなり残酷なことですよね。

これほど大きな環境の変化は、当然、自律神経にも影響するし、その負担はかなり大きいと言わざるを得ません。

私の定年退職は65歳。２０２６年3月末の予定です。

でも、その日を境に何もすることがなくなるなんて考えられませんし、そうするつもりもありません。

私の同級生もそうだったように、多くの人が、定年退職を人生のゴールのように思っているのではないでしょうか。

**定年退職は、人生の通過点の一つ**。

私も定年退職の日には学生を相手にした最後の授業をする予定ですが、その日をゴールに設定していると「今日でみなさんともお別れです」だのなんだのと仰々しいことを言いたくなるかもしれないし、なんならこれまでの自分の人生まで語り始めてしまうかもしれない。

でも、通過点だと思えば感傷的にもならないから、きっと、私の最後の授業もいつも通り、たいした話もせずおしまいになるんだと思っています。

**定年を通過点にするため、私は5年も前から準備を始めています。**

退職した翌日にはスタートダッシュが切れるように逆算して、新しいことの準備を着々と進めているので、定年退職の日はワクワクとする日でしかありません。

定年退職ともなると、周囲も「これまで何十年もお疲れさま」というモードになって人生の節目を祝いたがるけど、私は節目が苦手なので、できることなら、周囲に自分の節目を悟らせないまま、スルッとそこからいなくなるのが理想です。

もちろん、そんなことはできないけれど、必要以上に華々しく見送ることはしないでもらいたいと願っています。

ちなみに私は、定年退職する65歳以降の人生もすでにイメージしながら今を生きています。

85歳までの具体的なイメージを思い描いていて、65歳で定年は迎えるけど、現在携わっている研究もあるし、75歳まではまだまだ突っ走るつもりでいます。予定通りに突っ走ることができたらその10年間の体力・気力・経験が貯金になって、85歳までも楽しめると思っています。

**定年退職をしたらちょっとゆっくりしよう、なんて考えないこと**。その〝ちょっとゆっくり〟という精神が、ずるずるっと呆けた毎日につながっていく気がしています。

定年退職した日からスタートダッシュを決められるよう、用意周到に準備を始めて、外部の環境にあなたの節目を悟らせないようにしましょう。

その準備を進めることが、自分に生きがいを与えてくれるはずです。

最近は教授室の断捨離がマイブームで、定年退職後、すぐに次の教授が使えるようにするつもりです。

荷を軽くし、軽やかに定年退職の日にスタートダッシュをしようと思います。

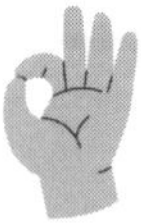

## 私はこうして元気になった 21

# 医者に診断で「老化現象です」と言われても そのまま捉えて諦めてしまったらダメ

滑舌の悪さを耳鼻科の先生に相談したら「老化です」と言われ、同級生の漢方医からは「昔から滑舌悪かったよ」と言われてしまったけれど（笑）、「老化なら仕方ない」と諦めてしまったら、老いの流れから降りることは困難になるでしょう。

私のように医者から「老化現象です」と言われたことがある人も多いのでは

ないでしょうか。しかし、そこで足を止めたらいけないと強く言いたいです。**老化現象はたしかにあるが、回復することも十分あり得る**のだから。

私は「老化」と診断を受けた日から、**風呂場で大きな声を出して歌う**ことにしました。もともと歌には自信があるタイプ。コロナ禍が落ち着いたころにカラオケに行ったところ、あまりにも声が出ないことにショックを受け、曲の一番だけ歌ってストップボタンを押してしまったほど。

発声には筋肉を使うので、毎日歌っていると、やっぱり筋肉は鍛えられるんですよね。徐々に歌声も出しやすくなっていき、人と話すときにも声にハリが出てきたことを実感できるようになっていきました。滑舌で心配されることもなくなり、この変化が自信になって、声だけでなく全身が元気になっていったのです。入浴中のカラオケタイムを続けて半年も経ったころには、自信を持ってマイクを握れるようになりましたよ。

努力次第で変えられるものもある。

私はこの経験から、歳をとったなりのチャレンジをこれからもしていくつもりです。

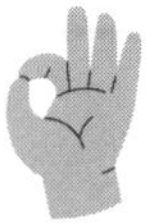

## 私はこうして元気になった 22

# 毎日の心と体の総合評価を6点満点で自己採点手帳に記録していくことで健康を維持していける

年齢を重ねるほど、自分の心と体に関心を持ち続けることが重要です。自分なりの健康の基準を持つ、と言い換えてもいいかもしれません。

そのために私が実践しているのが、「6点方式の健康チェック」です。

「今日は朝から調子が出なかったし、階段よりもエスカレーターばかり選んでしまったから2点」

「背筋を伸ばしてテンポよく歩けたから今日は4点」

こんなふうに、**一日を振り返ってその日の体調に点数をつけて手帳に記録し**ています。

点数の理由まで手帳に書いてもいいですが、私は3行日記も書いていますし、継続のしやすさを優先して点数だけを記入するようにしています。

そして、1週間単位や2週間単位で点数を確認しています。

スポット的に点数が悪い日があっても心配いりませんが、**1点や2点の日が1週間続いたら、要注意。**

これはまずいぞと危機感を覚えて、運動をするなり食事の内容を改善するなり、何か手を打つようにしています。

逆に4点や5点の日が続いていたら、最近のいい習慣をこの調子で続けていこうという自分の基準になっています。

これを続けていくと、週末に向けて点数が下がっているな、とか、季節の変わり目は点数が低いなど、季節や1年の流れで自分の体の特徴や体調の波を把握しやすくもなります。

今、昔の手帳を見返してみたら、60歳以前は4点や5点がつく日も結構あるのに、60歳を迎えたころから、2点や3点の日が散見されるようになってきていました。

あのときから悪い流れに乗り始めたのだな、このころから気づかぬうちに不調が始まっていたのかもしれないなと振り返ることもできます。

この体調チェックのミソは、**5点満点ではなく6点満点であること**。

もし、あなたが今日から体調チェックを開始するとして、「今日の体調を5点で評価してください」と言われたら、どうでしょうか。

「よくも悪くもなかったから3点かな」。そんな思考が働かないでしょうか。

アンケートでもそうですが、良い、普通、悪いとあったら、真ん中を選びたくなるのが私たち日本人の国民性です。

5点方式の中央値は3点ですから、3点ばかりが並ぶ体調チェックでは、意味がないのです。

これを6点方式にすると、中央値は3点か4点になり、普通だけどまぁよかったという感覚のある日は4点だし、普通だけどちょっと元気が足りなかったかなとなれば3点がつきます。

はっきり言って、私自身、6点満点がつく日なんてほとんどありません。

これはどの年代でも同じでしょう。

体調にまったく不安や問題がなく、一日を元気に快適に過ごして気分爽快！なんていう日ばかりの人がいたら、逆にちょっと、何か無理をしているんじゃないかと心配になります。

私にとっては、**5点がつけば上出来、4点なら上々、3点は注意信号だけど、これが2点になったら要注意。**こんな採点基準です。

日々の体調を維持していくのには十分な目安になるので、ぜひ、取り入れてほしいです。

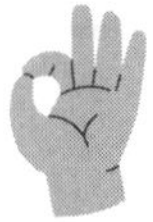

私はこうして元気になった

## 23

# 不調だけに目を向けず日々の行動に点数をつけることで自分の前向きな変化を生み出していける

いつからの習慣なのか思い出せないくらい、私は何事においても点数化するのがクセになっています。

たとえば、講演会なら、「今日ははじめから声がよく出ていたな、ほしいところで笑いもとれたし、心にゆとりもあって全体を見回す余裕があった。聴衆からの反応もまずまずだった。総合的には80点くらいかな」なんていう調子で、その日の自分を点数化しています。

講演会が終わった後、主催者から「満足度アンケートで高評価です！」なんて嬉しい言葉をかけてもらうこともあるけれど、それは対外的な評価としてありがたく受け取っておいて、必ず自分なりの採点をするようにしています。

これの何がいいかと言うと、**自分の変化を実感できる**こと。

毎日の散歩が習慣の人ならその散歩に、歌うのが好きな人は今日の1曲に、私のようにゴルフ好きならゴルフの練習にも自分で点数をつけてみましょう。

昨日より今日の点数が上がっていれば気分が上がるし、よし、明日はもっと点数が上がるようにこれをしようなど前向きな気持ちが生まれます。

点数は手帳や日記に記録しておき、自分の励みにしています。

定年退職したら、**他人からの評価も自己採点もしなくなる日々が続きますよ**ね。そんな日々にも刺激を与え、右肩上がりの変化を自ら生み出すことができるのではないかと期待しています。

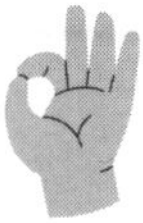

## 私はこうして元気になった 24

# 60歳過ぎたらいつもより〝ちょっと速く動く〟を意識 自律神経のトータルパワーを上げていこう

「自律神経のバランスを整えるために、何をしたらいいですか？」と聞かれたら、50代以下の人には、「ゆっくり動きましょう」と答えています。

仕事や遊びに活動的でストレスも多い年代は、アクセル役の交感神経が高まりやすく、ブレーキ役の副交感神経の働きが落ちてしまいがちだからです。

ところが、**60歳を過ぎると自律神経のトータルパワーが下がり、交感神経も**

**副交感神経もどちらの働きも下がっていきます**。これが原因で、なんとなく調子がよくないな、となっていき、さらにその状態でゆっくり動き続けていると、いつまで経っても浮上ができなくなります。

最近、体調がパッとしないな、やる気が起きないな、体の動きが緩慢になってきているな。そんな自覚症状があれば、**いつもの動きを少し速く**してみましょう。

立ち上がるときも何かにつかまりながら「よっこいしょ」ではなく、自分の腹筋や脚の力で立つイメージを持ってスッと立ち上がる努力をしましょう。

最初はぎこちなくても、徐々に動きが滑らかになっていくと、不調から浮上する喜びが感じられますので、そこを目指して続けてみます。

風呂で体を洗うときもリズムよく、皿洗いもテキパキと、洗濯物を畳むのも掃除機をかけるのもダラダラやらず、ちょっと速く。日常の動きにスピード感を意識してみるのです。

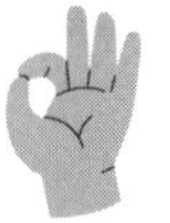

私はこうして元気になった

# 25

# 加齢でいつの間にか自信を失いがちエリートビジネスマンに擬態して曲がった背筋をまっすぐに

私は普段、電車で移動をしています。

電車内ではスマホを見ている人がほとんどですが、私が車内でスマホを使用することは稀で、ほとんどの時間を人間観察に費やしています。

何をしているのかといえば、若者の所作をじーっと観察しています。

車内を眺めていると、若者と高齢者とでは、姿勢、立ち姿、動く速度に違いがあります。

高齢者はスマホを見るために、顎を突き出すようにして自分の顔をスマホの画面に近づけています。

この動きは私もやりがちで、老けて見えるなと気づいてからは、若者がしているようにスマホを顔の前に持ってきて、姿勢よく見るようにと、より若く見える動きに変えました（笑）。

電車の中だけでなく、朝や夕方の通勤時、会社員がたくさんいる時間帯の駅でも人間観察をしています。

通勤中の姿を見ていると、**同じ年代で同じ背格好の人でも、疲れて見える後ろ姿をした人と、エネルギーに満ち溢れた後ろ姿をした人がいます。**

何が違うんだろう、どうやったらハツラツとしたエネルギーを発しながら歩けるだろうかと観察します。

颯爽とした体の使い方をしている人や、年齢を重ねていても動きがスマートな人は何が違うのだろうかと分析するのは、かなり楽しいのです。

見ていると、高齢者は高齢者らしい、疲れている人はあきらかに疲れているような行動や振る舞いを案外としているものです。

**こうして観察しながら、私はこうありたいなというイメージを作っていきます**。

我ながら単純なので、電車を降りるころには若者の動きがインプットされていて、いつもよりテキパキと動いている自分に気づいたりもします（笑）。

最近は、とくに自分は都心の大企業に勤めるエリートビジネスマンである、と思いながら外を歩くようにしています。

そう思うだけで、私の場合、歩くスピードがちょっと速くなり、背筋がいつもよりもピンと伸び、目線がしっかり前を向くようになるんです。

歳を重ねると、若いときはギラギラとたぎるようにあった自信が少しずつ減退していきます。

若いころのようにフットワーク軽く動けなかったり、新しい情報や知識に積極的になれなかったり、あっちが痛い、こっちも痛いと不調が出てきたりと、そういう日常のちょっとしたつまずきが、少しずつ私たちから自信を奪っていきます。

街や駅で人間観察をしていて感じたのは、自信のなさそうな中年、高齢者が多いなと。

そして、自分もその一人なんじゃないかということです。

私も若いときには持っていたけれど、**いつの間にか失ってしまった自信のオーラをまといたい**と思いました。

でも、自信なんて一朝一夕で身につくものではないですよね。

だから、エリートビジネスマンなんです。自信がみなぎっている気がしませんか？

なにも私のようにエリートビジネスマンに擬態する必要はありませんが、あなたが思う「この若者かっこいいな、輝いているな」という人の話し方、姿勢、振る舞いを積極的に取り入れてみましょうよ。

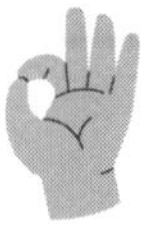

私はこうして元気になった

# 26

# 調子が悪いときほど片付けを積極的に断捨離をすることでモヤモヤが消えていく

何十年も生きていると、自分の性格や生き方を変えるのには抵抗があったり、変えたいと思ってもいざ変わるまでには時間がかかったりします。

**自分のことをすぐに変えるのは難しくても、環境は簡単に変えられる**ものです。環境が変われば心持ちが変わり、自分の行動も自然と変わってくるように感じています。

私の場合は、**断捨離を自分を変えていくきっかけに**しています。年が明けて早々に、腕が腫れて体調の底を経験したのが、2022年の年末。年が明けて早々に、私は自分が使っている研究室の隣の1部屋を空にしました。

2026年3月末の定年退職に向け、将来への準備ができたという達成感や安心感が大きかったです。気持ちがスッキリとして、目の前のことにより集中できるようにもなりました。

調子がいいときは部屋が散らかっていても集中してものごとに取り組めますが、調子が悪いときは部屋の乱雑さが気になって集中力が削がれます。

そんなときは、あれこれ考えるよりも前に断捨離。デスクの引き出し一つ、ペン立ての中、小さなスペースでも片付くと、同時に、頭の中もクリアになっていくのを感じます。だから、私の部屋は調子が悪いときほどきれいです。

**悩んだり迷ったりするときほど、形から入るのが不調から抜け出す近道**だと思っています。

私はこうして元気になった

## 27

# 心と体は意外にも節目をきっかけに崩れやすくなるカレンダー行事やイベントなど周囲の節目に合わせる必要はない

人生の後半戦は、山あり谷ありの浮き沈みの激しい毎日よりも、心穏やかにフラットで平坦な毎日を歩みたいと思っています。

そのほうが自律神経のバランスを大きく崩すことなく、体調管理もしやすくなるからです。

フラットで平坦だなんて聞くと、なんだか毎日が退屈そうに思えるかもしれません。しかし、そんなことはないのです。

**自律神経は、毎日が同じようなリズムで刻まれることを好みます。**

そもそも体というのは、太陽が昇ると目覚め、陽が沈むと眠りにつくようにプログラムされていて、それに合わせて交感神経と副交感神経の働きが切り換わったり、さまざまなホルモンが分泌されたりしているので、生活リズムが狂えば体の調子が狂っていくのは自明の理。

楽しみにしている旅行、観劇やライブ、子どもや孫の運動会。このようなワクワクと心躍るイベントも、自律神経の働きからすると、バランスを乱す要因になるのです。

なぜなら、その当日がくるまではワクワクして胸が高鳴りますが、イベント当日に普段とは生活リズムが変わるのはもちろん、イベントが終わってしまうと燃え尽き症候群のようになって、一時的に気力が失われてしまうからです。

お盆休みや正月休みもそうですが、どこへ行こう、何を食べよう、そんなふうに考えている時間が一番楽しくて、休みが終わってしまったら楽しい時間も終わってしまう。

定年退職にも同じことが言えますが、イベントがゴールになってしまうと、そこに向けての時間が一番充実してしまい、ゴールをした後の人生が続いていかないのです。

だから私は、**年間を通して節目を作らない**ようにしています。

週末であっても教授室に足を運んで、仕事モードの糸を完全に断ち切らないようにしていますし、結構驚かれるのですが、12月31日の大晦日から1月1日の元日まで、もう何十年も教授室で一人で仕事をしながら年越しをしています。

２０２２年12月26日に左腕の緊急手術をしたのですが、このときも当然、教授室で年越しをしました。

年末だから、年始だからのんびりしようなどと考えると、一気に自律神経のバランスが崩れ、年明けからの仕事がはかどらないことをよく知っているからです。

とにかく、カレンダー通りの行事ごとや周囲の節目に左右されないように日々を送ることを心がけています。

節目は自分のタイミングで能動的に作ることにして、**私の人生の波は自分自**

**身で作り出したい**のです。

私がこのことに気がついたのは、案外と早く、小学生のころ。運動会のリレーでクラスメイトの期待を一身に背負い、ここぞとばかりに張り切りました。運動会当日は大活躍をして気分も上々！　だけど、翌日からの揺り戻しが大きくて、まったく使いものにならなくなってしまったのです。

イベントをゴールにすると、不調を招いてしまいます。

そうならないために、イベントをスタートにするような意識で動くことに決めました。

**「この楽しみにしているイベントが終わったら、次はこれをしよう」という新たな楽しみを準備しておくこと**。そうすることで、人生のアップダウンの波を緩やかにして、体は大きなダメージを受けることが少なくなります。

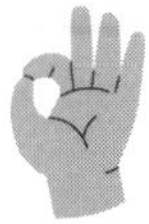

私はこうして元気になった

# 28

# 曜日感覚を失わないためにも楽しみな曜日を作るためにもコミック誌とテレビドラマを生きがいに

毎日は同じようでいて、まったく同じ日はありません。でも、意識せず過ごしていると、まるで自分が変わらない日々に身を置いている錯覚に陥ります。定年退職すると曜日感覚までなくなっていくでしょう。

やはり人間は、いくつになっても生きがいや達成感などに支えられているもの。今は無趣味だという人も何かしら趣味を見出すなど、自分の人生を支えていく楽しみを無理やりにでも見つけたほうが絶対にいいと思っています。**自分なりの生きがいを一つでも二つでも増やしていくことが、人生の後半戦をワクワクさせていく鍵**だと感じています。

なんて格好いいことを言ってみましたが、仕事のこと以外、素の私の生きがいはマンガとテレビドラマ。

ゴルフも生きがいですが、生活のリズムを整えるのにも、一週間に潤いを与えてくれるのにも、私にとって一番役立っているのは、マンガとドラマ以外にありません！

研修医としてイギリスに留学している間、日本語が恋しくなるだろうと友人が気を利かせ、3～4カ月に一度、青年コミック誌を船便で送ってくれていました。以来、私は『週刊ヤングジャンプ』を読み続けています。毎週、発売日の木曜日が待ち遠しく、前日からすでにワクワクする自分がいます。

木曜日は1週間のうちで自律神経のトータルパワーが一番下がりやすく、調子が悪くなりやすいという統計がありますが、その木曜日に一番の楽しみがあるなんて、私はラッキーですね。

連載作品の中で、今は『キングダム』にハマっていますが、月に1回くらい休載になるためそのときはガッカリしたりと、情緒が忙しく動いてしまうのがたまにキズ（笑）。

もう1冊の愛読誌『ビッグコミックオリジナル』は毎月5日と20日に発売されるのですが、こちらも1カ月の時間の流れを把握するのに役立っています。

多くのテレビドラマは3カ月で1クールなので、そのときどきで見るドラマの数や楽しみにする曜日、時間帯も変わりますが、ドラマのおかげで曜日感覚を失うことなく1週間を過ごせているということに変わりはありません。

大好きなドラマが最終回に向かって残り少なくなると、それだけで寂しくなったりして、こちらも情緒が忙しい（笑）。

夜に会食が入ってしまっても、忙しい日々に追われてリアルタイムで見られなくても、しっかり録画しているので、楽しみがたくさん貯金されている感覚を味わえています。

日曜に取材が入ると、大河ドラマやTBSの日曜劇場に間に合わせるようにスケジュールを調整するほど、私の生活にテレビドラマは欠かせないんです。

私だけではないと思いますが、年齢を重ねると感情が大きく動くことが少なくなっていきます。

それは老化のせいなどではなく、人生の経験知が高まっているからですが、やはり、心が動かされないでいると人生をつまらなく感じてしまうということがあると思うんです。

**マンガやドラマには、ハラハラもドキドキも詰まっていて、楽しみながら心を動かすことができます**。ときどきアニメも見ていますよ。『ドラゴンボール』のシリーズがテレビでやっていると、つい見入ってしまうし、見ると元気が湧いてきます。アニメは明るいストーリーのものを好んで見ていますね。

漫画もドラマも連載を追っていると「この二人はどうなるんだろう」「え、ちょっと待って！」「まさか！」なんて思っているうちにどんどんハマっていって、気づけば翌週が楽しみになっているもの。だまされたと思って、何か一つでもいいから好きな作品を見つけることを強くおすすめしますよ。

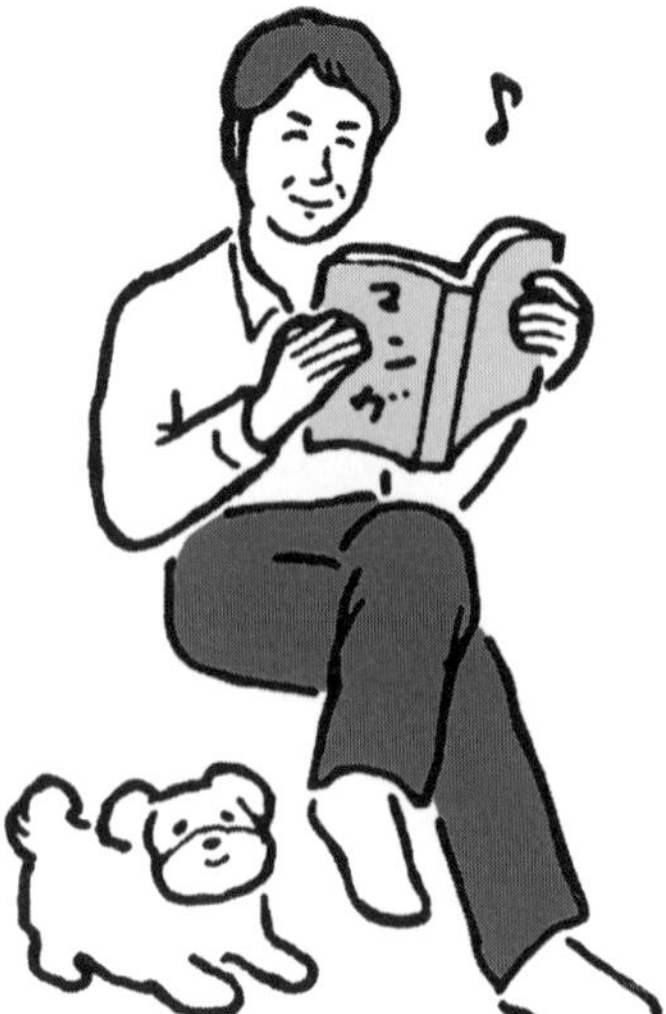
マンガ

# 4章

# 人生後半戦を上機嫌で生きるために医師が始めたこと

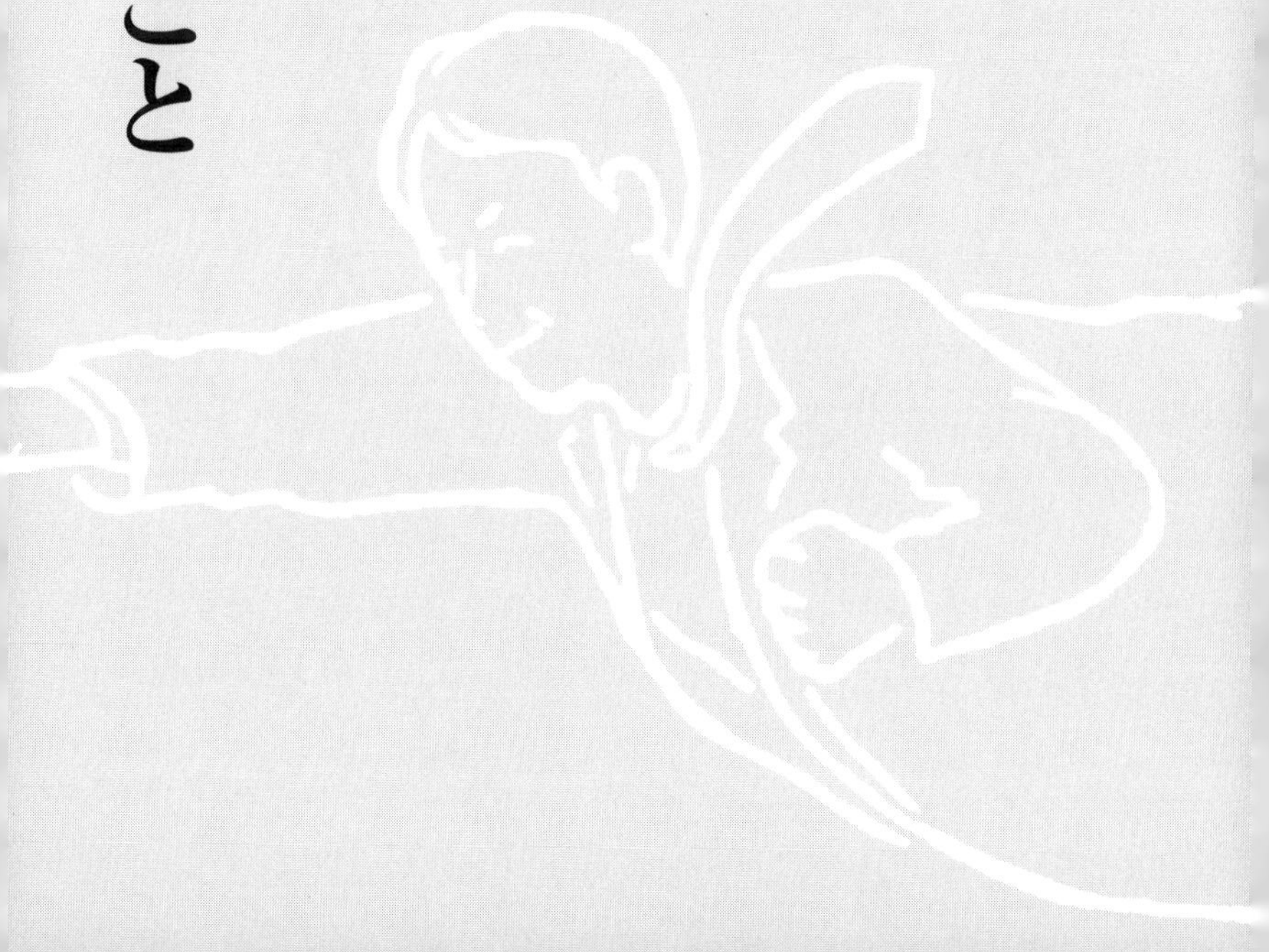

# 10年後の自分に何をプレゼントしてあげられるか

もし私が50代と60代の間に、こんなにも大きな体調の溝があると知っていたら、50代の過ごし方は確実に違っただろうと思っています。

60代になった途端、さまざまな場面で老いを感じざるを得ないことが出てきたからです。

見た目、運動能力、歩き方、立ち姿。

すべてが50代と60代では大きく違い、その変化たるや、もう自分の体ではないみたいと思えるほどだった。「50代のときにも不調を感じる日はあったけど、」今思えば50代はなんて元気だったんだろう。としみじみ感じています。

それと同時に思うのは、**これが人生の面白さなのだな**、ということ。

50代の元気さを実感できるのはそれが経験ずみの過去になったからであっ

て、50代を生きているそのときには当然わからない。

過去に戻ることはできないけれど、過去の経験を未来に活かすことはできる。そう考えられるかどうかが、人生のターニングポイントになると思う。

60歳を過ぎて、見た目にも体力的にも老いを実感している自分がいるのは事実だけれど、じゃあ、70歳になったときに今の自分を振り返ったら、いったい何を思うのだろうか。

きっと私のことだから、「60代なんて、まだまだ若造だよ」なんて言っている姿が容易に想像できます（笑）。

そう考えると老化の激流に身を委ねたまま60代を過ごすわけにはいかない。**70歳の自分に少しでも元気な体をプレゼントしてあげなきゃな**、なんて思うわけです。

こうやって日々、元気のモチベーションを自家発電しつつ、10年後の自分へのプレゼント探しをしながら今という時間を過ごしていくのが、今の自分の楽しみです。

## 不調を経験したからこそ診察で患者さんと心を通わせられる

私は今でも便秘外来などで直接患者さんを診ています。

以前は私より30～40歳以上年上の患者さんが大半を占めていましたが、最近では私が歳を重ねたことで、患者さんとの年齢が近づきました。同年代の患者さんも増えてきています。

「ほかに何か気になることはありますか？」

診察の最後にそう聞くと、みなさん、いろんなことをおっしゃいます。そしてここ最近、患者さんの訴えが、以前にも増して手に取るようにわかるのです。

「そうですよね。一日に予定をたくさん詰め込むと、その日は頑張れても次の日に疲れちゃいますよね」「めまいですか。急にふらっとくるから怖い思いをすることもありますよね」なんて私が言うと、「どうして先生わかるんですか？」

と驚かれることがあります。

だけど、わかりますよね。私も経験者だから。

今回、体調の底を経験してよかったと思えることの一つが、**何が辛くて、何が不安なのかという患者さんの気持ちに近づけたこと**です。

未病というのは、言葉にするのが難しいものです。

患者さんも医師にうまく伝えることができずモヤモヤするかもしれませんが、医師である私たちもわかってあげたいけどうまく汲み取れないというジレンマを抱えています。

それが、自分も経験したことでわかることが増えた。

これは患者さんにとっては安心感につながるでしょうし、私にとってもわかってあげられるという喜びがあります。

**人生はいくつになっても勉強**。私が医師としてできることがこれからもまだまだありそうだ。そう実感できる出来事でした。

# 人生後半戦、毎日を精一杯生きるなんて無理

今日が人生で一番若い日。

それは間違いのない事実だからこそ、この言葉に続けて、毎日を精一杯生きましょうとつい言いたくなります。しかし、60歳を超えてわかったのは、**毎日を精一杯生きるなんて無理**、ということ。

毎朝、目が覚めるたびに「今日の体調はどうかな」と思わずにはいられない日々の中で、精一杯生きるなんていうのは、あまりにもハードルが高い。

私の素直な気持ちは、「人生の後半戦は、毎日が自分との戦い」。

**いかに自分をご機嫌にさせられるかが毎日の課題**であって、そのために弱気になりそうな心とも戦うし、面倒くさく思う気持ちとも戦って、何か一つでも自分にとっていいことをしようとマインドを切り替える。

毎日、そんなふうに自分と戦っているようなイメージです。

毎日の戦いという名のリングから降りれば、老化という流れに身を任せることになります。

でも、それは自分の望むところではないと思うからこそ、足元がふらついたら体勢を立て直し、ダウンをとられても立ち上がり、リングの上でファイティングポーズをとることができれば、いい流れを引き寄せるチャンスに出合うことができると思っています。

時間は有限だから、毎日を精一杯生きなくちゃ。そう考えて行動できる人はそのままの思考で何も問題はないでしょう。

けれど私のように、精一杯は無理だけど、戦うことのほうが自分には向いているなと感じたならば、私と一緒に毎日を戦っていきましょう。

## 毎日を戦い抜くために小さなワクワクを探す

人生後半戦の毎日を機嫌よく過ごすために自分と戦うには、戦術が必要です。イソップ物語の『北風と太陽』のように、自分を向かい風に立たせて自分に厳しくするのか、あるいは、暖かな日差しで自然と自分がやる気になる方向へと持っていくのか――、よほどのもの好きでもない限り、後者を選びたいと思う人が大半ではないだろうか。

私は、自分がやる気になるような仕掛けを生活のそこかしこにちりばめています。月1回は神社に行くと決めているのも、帰宅後の靴磨きも、部屋の掃除も、自分の気持ちを切らさないようにするために自ら仕掛けたもの。これらの仕掛けによってスッキリとした気持ちになれれば、自ずとメンタルは上向いていくことも経験からわかっています。

60歳を超えて、とくに意識しているのは、気持ちをリセットさせるだけでなく、日々の小さなワクワクを探す仕掛けが必要になったということ。

今日はサザンオールスターズの曲だけを聴いて過ごす「サザン・デー」にしたり、次の日は「ユーミン・デー」にしたり、**その日をイベント化**することを始めました。もちろんマンガの発売日やドラマの放送日を前に、毎週ワクワクする日はあります。

そのほかにも小さな花を1輪飾ったり、昨日より階段をスムーズに上れたりしたことも今日をしっかり戦っている気にさせてくれ、ワクワクを実感できます。

子育てや孫育て、ペット、他人は自分の思い通りにならないものなので、そこに価値を置かず、**自分一人でときめきを感じるもの**を仕掛けています。**自分の意識次第で毎日の景色は変わる**。これも60代になってから気づいたことです。ワクワク探しの日々によって、体力も気力も上向くという好循環が生まれています。

# 人生が終わりを迎えるのも悪くない 生きてるうちは修行なんだね

50代と60代の大きな差は、60代になると自分の体ではないような変化が起きて、死をより現実として考えざるを得なくなったこと。これまでふわっとしていた人生の終わりが輪郭を持ったような感覚があります。

義父の葬儀で、僧侶がお経を唱えた後に法話で「人生が終わりを迎えるのもそんなに悪くない」と言ったんです。

葬儀の場というのもあって、その言葉が私にはとても響いたんですよね。

「人間、生きている間は毎日が修行です。人生が終わることによって修行がなくなると思えばどれほど平和で楽になるか。だから、人生が終わるのもそんなに悪くないんですよ」

なるほど、そうか、なんて思っていたら、後日談がありました。

義父の四十九日法要のときに、同じ僧侶が「四十九日というのは、天国に行くための修行の期間だ」って言うんですよ。

「なんだよ、じゃあ、結局人生が終わっても修行じゃないか」と思って、法話の際に思わず笑っちゃいましたが（笑）。

それで思ったのは、**人生なんだかんだ言ってプラスマイナスゼロ**だなということ。

生まれてくるのがプラスで死ぬのがマイナスという考え方もあるかもしれないけど、人生毎日が修行だと思えば、その反対だとも考えられる。修行を積むことで、人生はどんどんプラスになっていくというように。

人生、生きている間は修行だと考えると、この先に何が起こるかはわかりません。

後述しますが、私の人生は諦めばかりで、やり残したことがとても多いのです。

これからの後半戦、プラスなことが増えていくようにと、この先も歩み続けていきたいものです。

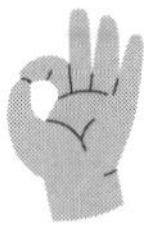

私はこうして元気になった

29

# 血流がいいまま老いていくことが理想　そのために自分を慎重に労っていく

私は何年も前から、「健康とはどんな体の状態のことですか？」と聞かれると、「質のいい血液が体の隅々にまで行き届いている状態です」と答えてきました。

血液は細胞の生まれ変わりに必要な酸素や栄養素を届けるという重要な役割を担っています。体の隅々まで血液が行き渡らなければ、細胞が元気に働けず、体のどこかに不調が起こることは避けられません。

**血液の質を決めるのは腸内環境**で、**血液の流れを管理しているのは自律神経**です。

腸内環境と自律神経は密接な関係にあります。

たとえば、自律神経のトータルパワーが下がるから腸の働きも悪くなり、高齢になると便秘で悩む方が増えるのです。

もし、自律神経の働きがいい状態をなるべく維持していければ、便秘で悩むことも減り、質のいい血液を全身に送ることができるようになるというわけです。

自律神経の働きが年齢とともに衰えるのは仕方のないこと。

しかし、その衰えるスピードは、心がけ次第でいかようにもコントロールできます。

自律神経のことなど何も考えずに過ごしている人で一番多いのは、定年退職やパートなどを辞めたタイミングで環境がガラリと変わり、自律神経のトータルパワーがガクンと一気に下がってしまうパターン。

1回ガクンと落ちてしまうと、その後長い期間悪い流れに乗ってしまって、下がったままの低空飛行が続いていきがちになります。

当然ながら血液の流れは滞り、全身の細胞に栄養が行き渡らないので、「なんとなくだるい」「やる気が出ない」という状態が続いていきます。

これは私自身のことですが、健康診断では何も異常がないのになんだか調子の悪い日々が続いていたころ、同じ研究チームにいる中医学の中国人の先生に脈を測ってもらったところ、「小林先生、血流が悪いですよ」と指摘されたことがあります。

もちろん、私の脈拍数や血圧は、西洋医学的には問題ありません。

でも中医学の先生が脈をとると、「脈が弱く、血流が悪くなっています」という診断なのです。中国4000年の歴史の中で培ってきたものはすごいなと感じました。

西洋医学だけでは診断がつかないこともまだまだたくさんあるけれど、中医学から見ても血流の悪さは問題視される。やはり、血流はよくしておいたほうがいいのだと再確認しました。

加齢による衰えは、**体が負担を感じないくらいにじわじわと、緩やかに下降していくのが私の理想**です。

そうすれば、血流を極端に悪くすることなく、じわじわと老いを受け入れながら年齢を重ねていけるはずです。

もちろん、私自身これからさらに年齢を重ねるごとに、また違った体調変化を感じていくかもしれません。

そのたびに習慣術を見直して、そのときの私が一番ワクワクして血流がよくなる習慣を選択、実践して、緩やかに穏やかに楽しみつつ老いていきたい、今はそう考えています。

私はこうして元気になった

**30**

# 自分がどんな状態か どうなりたいのかを 素直に口にすることで いい方向へ変わっていける

自分が不調を経験してから、診察室で気づいたことがあります。

「先生、昨日から腰が痛くて、今日ここに来るのもいつもの倍の時間がかかりましたよ」など、言葉だけ聞くと辛そうな状況でも、明るくカラッと話す人がいます。そういう人は、案外元気なんですよね。

今抱えている不調をオープンにできる人はへこたれないし、自分でうまく折り合いをつけて、気づいたらちゃんと復活しているんです。

先日、私の外来を若い女性が受診されました。中学生のころに受けたいじめが、長年彼女を悩ませているのだと言います。

これまで心療内科などさまざまな病院にかかったようでしたが、これという決定打がなく、会社員になった今も不安を抱えているとのこと。

伏し目がちで訥々《とつとつ》と話していましたが、私が「どうしてここに来たのですか？」と訊ねると、パッと顔を上げ、まっすぐな、力のこもった目で「治したいからです」と、宣言するようにキッパリ言い切ったのです。

彼女の本気を目の当たりにして、私の心は震えました。

同時に、私をこれほどまでに信頼し、必要としてくれるその思いに応えたいと感じました。

**素直な心を見せることは、その相手の心をも動かす力がある。**

形は違えども、心の内を見せることを恐れてはいけないことを、私の患者さんたちが教えてくれています。

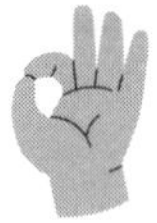

私はこうして元気になった

## 31

# 原風景に会いに行く
# 子どものころに熱中していたことを思い出すと
# やりたいことを見つけられる

今、悪い流れにどんどん流されていっているなと感じていたら、子ども時代の自分に会いに行ってみてはどうでしょうか。

現在、私は東京都在住ですが、出身は埼玉県吉川市。

数年前、自分が通っていた幼稚園や小学校、近所の公園など、自分の原風景である場所に足を運んでみました。変わらない道や公園、変わった場所などを数時間歩いていると、自然と思い出すんですね。

自分はこういう子どもだった。こんなことをするのが好きだった。大人になったらこんなことをしてみたかった。自分でも忘れていたような、素直な自分の姿を見つけられました。

私が最近になってギターの練習を再開したのも、術後のリハビリをきっかけに、フォークソングにハマってギターを毎日のように弾いていた自分が好きだったことを思い出したから。

**昔、ハマったもの、好きだったことをこの歳になってからもう一度再開してみる**のもいいものです。

それにより、どんよりとした悪い流れから抜け出すことができました。

**子ども時代に憧れていた趣味の世界に飛び込んでみるのもいい**ですよね。

最近、プラモデルや船の模型を購入したんです。教授室や自宅では断捨離をして物をどんどん減らす一方で、ときめくものに出合ったら購入し、それを飾るようにしています。スッキリとした部屋に好きなものが置いてある風景は、私の気持ちをとても穏やかにしてくれています。

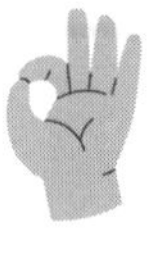

私はこうして元気になった
# 32

# 孤独でいることを寂しいとは感じていないけれどしばらく会っていない旧友に自分から連絡をとってみた

一般論として、女性のほうがコミュニティを作るのが上手。対する男性はというと、会社というコミュニティがあるうちはいいけれど、退職した途端に居場所を失ってしまう人が多い傾向にあると思う。

私自身も定期的に連絡をとる同級生もいませんし、これまでコミュニティなど気にしてこなかったし、それを寂しいことだとも思わないタイプ。

でも、年々、人とのコミュニケーションが薄れていく中で、このままでいいのかなと思うようにもなっていました。

ちょうどそんなタイミングで、講演会で札幌へ行く予定が入りました。朝早い仕事で前日から札幌に入り、いつもなら一人の時間をのんびりと楽しむところですが、ふと、札幌に移住した旧友がいたことを思い出したのです。

普段ならそんなことをしないのだけど、旧友に電話をして一緒に食事をすることにしました。

これが、とてもいい時間だったんです。高校時代の気心が知れた友人というのは、大人になっても関係性が変わっていなくて、お酒を飲みながら語らい、心地いい時間を過ごすことができました。

**誰かにちょっと会ってみようという意識を持ち続けること**。それがこれからの人生を停滞させないためにはとても重要だと思っています。

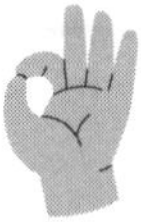

私はこうして元気になった
**33**

# どうでもいいことは手放して、離れる
# 定期的にリセットして身軽な自分を保つ

最近は、断捨離を始めたこともあり、あれもこれもと欲張らず、今の自分に大切なものを見極めることを習慣にしています。

同時に、**この先の人生は「捨てる」あるいは「手放す」ステージに入った**のだという意識を強く持っています。

残りの人生をいかに有意義に、自分らしく過ごしていくかを考えたら、どうでもいいことに時間を費やしている場合ではありません。付き合いで足を運んでいた講演会やパーティー、会食など、自分の時間を奪うことは、どんどん手放していきました。

歳を重ねると、見えない未来に向けてあえて挑戦するよりも、経験してきた過去にこだわっていたほうが失敗がない、不安がない。そんな思いにどうしても陥りがちですよね。

でも私は、できれば、若い人が今何を考えているのかとか、何に夢中になるのかとか、そういうのを見ていきたい。

**今まで自分が持ち続けてきた常識や価値観も適宜見直して、できればリセットして、ワクワクすることにすぐに飛び込んでいけるように**身軽にしていきたいと思っています。

過去にこだわって、過去の栄光や成功体験をいつまでもギュッと握りしめていても、ものごとは動かない。肩の力を抜いて、人生をより軽やかに楽しむことに集中していきたいものです。

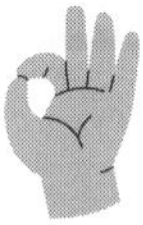

私はこうして元気になった

# 34

# 健診を定期的に受けて自分の現在地を把握ある程度の不調は想定内にして対策を自分で組み立てる

私は健康診断大好き人間ですが、みなさんは、健診を受けているでしょうか。たまに、病院にかからないことを自慢のように語る方がいらっしゃいますが、40歳を過ぎたらやはり、定期的な健診は受けておくべきだと思います。

もちろん、病気の早期発見も大事ですが、とくに今、健康に不安がない状態の人でも、健診を受けて数字として自分の健康を認識することで、**自分の現在**

**地が把握できます**。それが健診の一番のメリットだと感じています。

たとえば、体重一つとっても、しばらく測っていない人にとっては健康の指標となるでしょう。この1年間で5kgも太ったとなれば、今後、血圧や血糖値に影響が出てくる可能性を考えるきっかけになります。

また、たとえ数値が正常値に収まっていても、年々じわじわと数値が上がり続けているようなことがあれば、いつか正常値を超えて危険ゾーンに突入するかもしれません。定期的に健診を受けることで、それを把握することができます。

こんなふうに、検査の数値がどう推移しているかを見ることで、**自分の体に起こりそうな不調を想定内のものにしていく**ことができ、同時に、**予防のための行動がとれるようになる**はずです。

会社員時代は会社が健診をお膳立てしてくれますが、退職後はそうはいきませんよね。毎年、決まった時期に健診に行くことで現在地を知り、この先の人生を自分でクリエイトしていくのです。

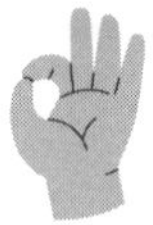

私はこうして元気になった
**35**

# すべてに完璧を求めず 諦め上手になる ほどほど上手になって 毎日を上機嫌で過ごす

本書では私が実践しているさまざまな取り組みを紹介しましたが、あれもこれも全部やろうとしたら、一日終わったころにはクタクタでしょう。

「これをしなきゃダメ」「これを達成できなかったらダメ」「できなかった自分はダメ」の思考を、私は捨てています。私自身も毎日全部をやっているわけじゃないですしね。

朝、大きな声で挨拶ができた。ストレッチもしたし、ガムも嚙んだ。だけど、なんだか今日は疲れちゃって駅のエスカレーターに乗っちゃったなら、それはそれでいいじゃないですか。だって、疲れていたんですから。疲れていながらもできることは頑張った。それならば花丸の一日です。ほどほどでいいんですよ。手帳に6点満点の高得点をつけましょう。

毎朝体重計に乗ることと、今日の自分の体調に点数をつけることさえ忘れなければ、日々の体調を管理することができ、悪い流れに身を委ねてしまうことは減っていくはず。実際に私も、時間はかかりましたが、本書で紹介した習慣術を実践して、体調が上向きになりました。

自分の性格と重ね合わせながら、自分に合うもの、合わないものを見極め、**どうしたら自分が続けやすいかを模索していくことが、10年先の健康を引き寄せる鍵。**

これからも「これをやると調子がいいな」を見つけて実践していくのみ。私もまだまだ模索中です。

# おわりに

医師という仕事をしていると、何やら特別な人だと勘違いされることがある。けれど、私の人生は順風満帆とは言い難く、自分自身の感覚としては、何一つ思い通りにいかず、挫折を繰り返してきたようなものだ。

私は生まれも育ちも埼玉県で、両親ともに学校の先生という家庭で育ちました。専業主婦が多い時代だったし、私以外の同級生は家に帰れば母親がいるのが当たり前。一人っ子だった私は、多くの時間を一人きりで過ごし、寂しさを感じる時間も長かったように記憶しています。

父親が教師を務める小学校に通うようになってからは、父に迷惑がかからないよう、父が恥をかかないよう、常にいい子で、優秀であるよう努めました。

自分のため、というよりは、常に両親のために行動していた気がします。

振り返ると、小学生のころからマンガやドラマが大好きで、大学病院を舞台にしたドラマ『白い巨塔』や、手塚治虫のマンガで天才外科医を描いた『ブラック・ジャック』から影響を受け、将来は外科医になりたいと夢見ていました。

高校生になり、医学部の受験を目指していた高校3年生のとき、私の人生を大きく変える最初の出来事が起こります。母が膵臓がんを患い、病気が発覚してからわずか2カ月という早さでこの世を去ったのです。

家族の死に初めて直面し、これまでとは世の中がまるで違って見えました。感情をうまく整理することができず、相談する相手もおらず、気づけば私は、大学を受験することもなく、今でいうニートのような生活を送っていました。

無気力に過ごした2年間。北海道大学に進学した高校時代の友人が見るに見かねて、北海道に来ないかと誘ってくれ、それから3カ月も北海道に滞在しました。これが私にとってのリハビリとなり、ようやく気力を取り戻し、再び医学の道を目指すことにしたのです。

晴れて順天堂大学医学部に入学したわけですが、中学、高校と部活に明け暮れていた根っからの体育会系である私は、大学に入ってからは学業よりもラグビーにのめり込みました。

ところが、心血注いでいたそのラグビーで、またもや人生のままならなさを突きつけられることに。集大成となる大学6年生の卒業間近の秋の試合。学生最後の試合を目前にして私は、その前の試合で大怪我を負ってしまいました。本当なら、最後の試合で活躍していたであろうその時間、私は病院に入院しリハビリに取り組んでいました。

外科医としては、整形外科医や消化器外科医になりたかったのですが、怪我での入院中、毎日のようにアイスクリームを持ってお見舞いにきてくれていた教授（当時は講師）の誘いもあって、小児外科医になることに決めました。その道に進む決め手になったのが、「イギリスに留学させてあげる」の一言。

そして本当にイギリスやアイルランドへの留学が叶い、その留学先の病院で、後の専門となる自律神経と出合うのです。留学先は、腸と自律神経の分野において世界的な権威である高名な病院で、そこで働くうちに自律神経の奥深さと今後の可能性に興味を持つようになりました。

そうして、今の私がいます。

人生のここぞというところでままならないのが、私の人生でした。

やり残したこと、諦めたことがとても多いと感じています。

だからこそ、人生後半戦は挑み続けていきたい。新しいチャレンジもしていきたい。そのために病気を遠ざけ、健康でいなければなりません。


私の好きな言葉に、「人生はプラスマイナスゼロ」というのがあります。

これまでの過去があったからこそ、私はこうして今、本という形で、自分が研究したり経験したりしてきたことをみなさんにお伝えすることができます。

診察室では一日に多くても80人の方に伝えるのが限界ですが、本であれば1冊で何万人の方にも私の声を届けることができます。このような恵まれた立場にいられることには、感謝しかありません。

この3年間、不調に陥ったことがマイナスだったとしても、それによって右肩上がりに体調が回復していく喜びを味わうことができ、それがプラスとなったので、結果はゼロになっています。

結局、「人間、死ぬときは畳一畳」。

死ぬときはみんな平等で、自分が横たわる畳一畳のスペースがあれば十分。旅立つときには何も持たない、ゼロの状態でいい。そんな考え方を頭の片隅に置いておいていただけたら、それがいつかあなたの力になるかもしれません。


これから先も、医師として誰かの役に立つことを続けていきたいという思いがあります。70代以降になったら始めようと、密かに計画していることもあります。何歳になっても新しいチャレンジの真っ只中に身を置いていたいのです。

私には、一つのことを突き詰めると、次に興味が向かう先を探してしまうところがあります。見る人によっては、「飽き性」とか「浮気性」とか「枝葉ばかりで幹がない」のような印象を受けるかもしれません。実際、若いときには、「小林君の芯が見えないね」と言われたこともありました。

しかし、私は思うのです。好きという気持ちで続けていれば、今は枝葉でも、いつしかそれが大木となって自分を助けてくれる。枝葉から幹が作られることもある。自律神経についても、「深呼吸」「音楽」「音読」「塗り絵」「ゆっくり動く」などのあらゆるキーワードを突き詰めて、枝葉をたくさん増やしていくうちに幹ができ、多くの人が関心を持ってくれるようになりました。

何かを始めるのに遅いことはないし、私も今後に向けて、まだまだ新しい枝葉や幹を育てている道の途中です。

だから、まだまだ、不調の波にのみ込まれるわけにはいかない。

どれだけ気をつけていても、転ぶときは転んでしまうもの。

未病の状態に慣れてしまわず、いつも患者さんに伝えている「忙しいときほど自分を後回しにしてはいけませんよ」「調子が悪いところはありませんか」を自分自身に問いかけてみる。

人生100年時代をまっとうして生きるために、残された時間を前向きに、ワクワクしながら過ごしていけるよう、ともに歳を重ねていきましょう。

何度でも立ち上がる雑草の精神で、この先も歩み続けていきたいものです。

順天堂大学医学部教授　小林弘幸

**小林弘幸**（こばやし・ひろゆき）
順天堂大学医学部教授。日本スポーツ協会公認スポーツドクター。1960年、埼玉県生まれ。87年、順天堂大学医学部卒業。92年、同大学大学院医学研究科修了。ロンドン大学付属英国王立小児病院外科、トリニティ大学付属医学研究センター、アイルランド国立小児病院外科での勤務を経て、順天堂大学小児科講師・助教授を歴任、現職に至る。自律神経研究の第一人者として、トップアスリートや文化人へのコンディショニング、パフォーマンス向上指導に関わる。また、日本で初めて便秘外来を開設した「腸のスペシャリスト」でもある。『（文庫）自律神経の名医が教える 健康の正体』『あなたを守る かむリズム』（ともに小社）などベストセラー多数。

# 病院に行くほどではない不調に医師がしたこと

2024年10月10日　初版印刷
2024年10月20日　初版発行

著者　小林弘幸

発行人　黒川精一
発行所　株式会社サンマーク出版
〒169-0074　東京都新宿区北新宿2-21-1
03-5348-7800（代表）
https://www.sunmark.co.jp

印刷　共同印刷株式会社
製本　株式会社若林製本工場


ISBN978-4-7631-4146-0　C0030